# O QUE É SER

*fonoaudióloga*

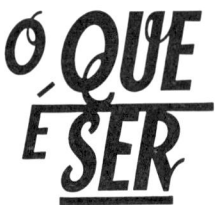

Outros títulos da série:

O QUE É SER MAESTRO
MEMÓRIAS PROFISSIONAIS DE ISAAC KARABTCHEVSKY
EM DEPOIMENTO A FÁTIMA VALENÇA

O QUE É SER MÉDICO
MEMÓRIAS PROFISSIONAIS DE PAULO NIEMEYER FILHO
EM DEPOIMENTO A LILIAN FONTES

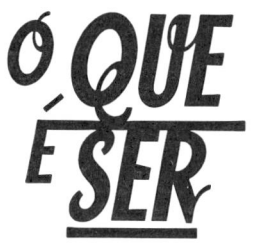

*fonoaudióloga*

Memórias profissionais de
**Glorinha Beuttenmüller**

em depoimento a
**Alexandre Raposo**

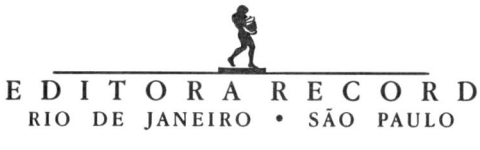

2003

CIP-Brasil. Catalogação-na-fonte
Sindicato Nacional dos Editores de Livros, RJ.

B466o
Beuttenmüller, Maria da Glória, 1925-
   O que é ser fonoaudióloga: memórias profissionais / de Glorinha Beuttenmüller; em depoimento a Alexandre Raposo. – Rio de Janeiro: Record, 2003.
   . – (O que é ser)

   Apêndice
   ISBN 85-01-06667-2

   1. Beuttenmüller, Maria da Glória, 1925-. 2. Fonoaudiólogos – Brasil – Biografia. 3. Fonoaudiologia. I. Raposo, Alexandre. II. Título. III. Série.

03-0632
CDD – 926.16855
CDU – 929BEUTTENMÜLLER, G.

Copyright © Glorinha Beuttenmüller e Alexandre Raposo, 2003

Capa e projeto gráfico: PORTO + MARTINEZ

Direitos exclusivos desta edição reservados pela
DISTRIBUIDORA RECORD DE SERVIÇOS DE IMPRENSA S.A.
Rua Argentina 171 – Rio de Janeiro, RJ – 20921-380 – Tel.: (21) 2585-2000

Impresso no Brasil

ISBN 85-01-06667-2

PEDIDOS PELO REEMBOLSO POSTAL
Caixa Postal 23.052
Rio de Janeiro, RJ – 20922-970

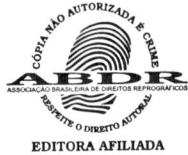

EDITORA AFILIADA

"Falar bem é tocar as pessoas através de um abraço sonoro."

> Glorinha Beuttenmüller

"Quem não se comunica se trumbica."

> Abelardo "Chacrinha" Barbosa

"Se não desejares nublar a tua sorte, conserta um pouco a tua fala."

> *Rei Lear*, Shakespeare

"Todos gostaríamos de ter uma bonita voz. Mas se não depende de nós possuí-la, depende de nós cultivá-la."

> Cícero

# SUMÁRIO

| | |
|---|---|
| Apresentação | 9 |

## Parte 1 — Revirando a memória

| | |
|---|---|
| Muito prazer | 15 |
|    Duas lembranças | 21 |
| A artista e a cientista | 23 |
|    Música e ritmo | 25 |
|    De *hobby* a profissão | 28 |
| A palavra esculpida | 31 |
|    Os cegos e o elefante | 34 |
|    *Habemus* curso! | 36 |
| O ABC do meu método | 39 |
|    Abraço sonoro | 39 |
|    Tirando as máscaras | 44 |
|    Do rosto ao alfabeto | 47 |
| Bravo! | 51 |
| No palco e na arena | 55 |
|    Visão interna e visão externa | 62 |
|    A CAL | 64 |
| Comunicação nas empresas | 67 |
|    *Telemarketing* | 69 |
|    Direita, volver! | 71 |
| Plim-plim! | 73 |
|    Padrão global | 81 |
|    Sotaques | 84 |
|    Xiii, esqueci-me do rádio! | 86 |

| | |
|---|---:|
| A firma | 89 |
|     Uma nota trágica | 91 |
| Clínica prática | 93 |
|     "Sifuxipá" | 94 |
|     Atores e rouquidão | 96 |
|     É preciso ter convicção | 98 |
|     Os pais e a gagueira | 101 |
|     Cantores | 104 |

## Parte 2 — Considerações éticas

| | |
|---|---:|
| A importância da discrição | 111 |
|     Eu, a *Playboy* e o Conselho | 113 |
| Mercado de trabalho | 117 |
|     Especializar-se é preciso | 118 |
| De última hora | 121 |
| | |
| Agradecimentos | 123 |
| Ficha técnica | 125 |
| Código de ética | 132 |
| Instituições de ensino | 145 |

# APRESENTAÇÃO

Na primeira vez em que ouvi falar de Glorinha Beuttenmüller, eu era um menino de quinze anos de idade que pensava que, para ser um grande ator, bastava ler as orelhas dos livros de Stanislavski, freqüentar o restaurante Real Astória, fumar cigarros franceses sem filtro e usar o cabelo desgrenhado à altura dos ombros. Meus amigos, porém, gente um pouco mais madura e menos bisonha, levavam a coisa a sério e, em vez de fazerem pose, estudavam com a dedicação necessária a qualquer um que realmente desejasse seguir a carreira de ator.

E foram justamente esses amigos que me contaram que, no lugar onde estudavam, a Fifierj — que então funcionava no chamuscado e semidestruído prédio da antiga UNE, na Praia do Flamengo —, havia uma professora que ocupava a cadeira de expressão vocal e que atendia pelo título de fonoaudióloga, mas que, em verdade, era muito mais do que isso: uma criatura extraordinária, um pouco bruxa, um pouco fada, com poderes para fazer os cegos enxergarem, os mudos falarem e os gagos se expressarem com a fluência de grandes oradores.

Um tanto incrédulo, ouvia esses meus amigos me falarem das mágicas praticadas pela professora-guru, capaz de resolver problemas de voz e fala com a insólita simplicidade com que um Zé Arigó arrancava tumores de seus pacientes. Falavam, também, das broncas que recebiam dela porque, apesar dos tantos "milagres", Glorinha nada tinha de santa e nunca se privava de fazer a sua crítica, sempre pertinente e construtiva, não importando a quem doesse.

O tempo passou, a década de 70 também e, para o bem das artes cênicas, desisti de ser ator. Contudo, embora nunca a tivesse conhecido pessoalmente, a lembrança daquela figura fabulosa permaneceu guardada em minha memória, não apenas pelo entusiasmo com que meus amigos atores falavam dela, como também por sua notável passagem pela tevê brasileira, onde derrubou antigas fórmulas herdadas do rádio e criou o que hoje se convencionou chamar de "padrão global" de narração televisiva.

Também não havia como ignorar os freqüentes depoimentos dados à grande imprensa por grandes nomes da dramaturgia brasileira, gente como Fernanda Montenegro, Sérgio Britto, entre tantos outros que passaram pelas mãos de Glorinha, tão fascinados com os seus "poderes" quanto meus amigos de adolescência.

Por tudo isso, não foi sem muito prazer e deleitada surpresa que, tantos anos depois, me vi em situação de conhecer e me tornar o *personal trainer* de Glorinha na tarefa de escrever a sua biografia. Digo *personal trainer* porque de fato não fui muito mais do que isso. Como o leitor poderá ver a seguir, a narrativa flui como o gostoso bate-papo do qual de fato se originou. Não podemos nos esquecer que Glorinha é uma mestra da palavra falada, tem uma admirável objetividade em seu discurso o que, associado à sua prodigiosa memória, em muito facilitou o trabalho de compilação e edição do texto final.

Dirigido principalmente aos vestibulandos do curso de fonoaudiologia, este livro é também uma preciosa fonte de referência para atores, locutores, políticos, radialistas, enfim, para todos aqueles que dependam da palavra falada em suas profissões. É, também, um pungente depoimento, dando conta da vida de uma criatura que veio ao mundo para ajudar o semelhante e compartilhar conosco do seu conhecimento e sensibilidade, o que o torna um livro de tema universal, aberto para todos os públicos.

Antes de deixar o leitor seguir caminho e se deliciar com a narrativa, gostaria apenas de fazer uma pequena observação: em obediência ao código de ética de sua categoria, a fonoaudióloga Glorinha Beuttenmüller não pode citar nomes de pacientes, clientes ou alunos. Da mesma forma, está obrigada "a guardar segredo sobre fatos de que tenha conhecimento em decorrência do exercício de sua atividade profissional."

Contudo, a pessoa que recolheu o depoimento de Glorinha não é fonoaudiólogo e, sim, um escritor com formação jornalística, como tal fiel ao código de ética de *sua* categoria que prega que o acesso à informação "é um direito inerente à condição de vida em sociedade, que não pode ser impedido por nenhum tipo de interesse".

Assim, sempre que pertinente, acrescentei ao texto breves depoimentos de diversas personalidades — atores, jornalistas, locutores, apresentadores, comentaristas, políticos, profissionais liberais etc. — que falaram abertamente de sua relação com a fonoaudióloga. Da mesma forma, acrescentei pequenos trechos de reportagens publicadas pela imprensa brasileira nos últimos quarenta anos, dando conta de sua brilhante trajetória profissional. Tantos os depoimentos quanto os trechos de matérias estão claramente destacados do restante da narrativa de Glorinha.

**Alexandre Raposo**

# PARTE 1
## REVIRANDO A MEMÓRIA

# MUITO PRAZER

Meu nome completo é Maria da Glória Cavalcanti Beuttenmüller, mas todos me conhecem como Glorinha Beuttenmüller. O diminutivo é idéia minha. Acho Maria da Glória um nome muito gordo, e não me vejo gorda. Também penso que "glória" é uma palavra forte demais. Acho que Glorinha me cai bem melhor: emagrece e me faz a justiça devida.

Podem achar curioso, mas penso que o nome de uma pessoa é algo muito importante. E sinceramente acredito que há nomes mais felizes do que outros. Um nome que comece e acabe com "s", por exemplo, é um achado. Ninguém consegue falar um nome desses fechado, para dentro. Talvez daí venha o sucesso de certa famosa rede de supermercados.

Todo nome deve ser projetado, para fora. O meu tem um encontro consonantal que funciona muito bem, o "gl". A ressonância nasal amplifica a projeção do som em 300%. Haja vista que a palavra "mãe" é escrita com a letra "m" em quase todos os idiomas do mundo. Ora, o nome Glorinha tem um encontro consonantal com a letra "l", que é uma consoante líquida, impossível de ser pronunciada para dentro, e a tônica deste nome tem uma ressonância nasal, o "rin". O mesmo ocorre com a tônica de Beuttenmüller.

Há também um certo favorecimento numerológico. Beuttenmüller tem treze letras, e treze é meu número de sorte. Maria da Glória, meu nome de batismo, tem treze letras. Sou devota de S. Antônio, santo celebrado em 13 de junho. Já o símbolo de minha empresa, a Espaço-Direcional Comunicações, é uma borboleta. E borboleta é treze no jogo do bicho. Se repararem, este livro tem treze capítulos. E assim vai.

Sou uma terapeuta da fala, embora muita gente acredite que eu seja bem mais do que isso. De fato, creio que fui uma das primeiras pessoas no mundo a sustentar que devemos falar com o corpo inteiro. Mas muitos atores e jornalistas consagrados vão adiante e me chamam de apelidos muito honrosos, embora freqüentemente exagerados, como "Pronto-Socorro da Voz", "Parteira e Salvadora de Todos os Artistas", "Flecha Ligeira", "Maga do Vídeo", "Bruxa da Comunicação"...

Tanta admiração certamente se atribui a mais de quarenta anos de apaixonada militância na profissão, durante os quais trabalhei com uma imensa legião de atores, jornalistas, locutores, oradores, juristas, políticos e professores de todo o país. E do exterior.

Durante dezoito anos fui fonoaudióloga exclusiva da maior empresa de comunicação do país. Atualmente, porém, através de minha empresa, faço atendimentos individuais e promovo cursos regulares de impostação, voz e fala na comunicação, no telejornalismo, na dramaturgia e no *telemarketing*. Também tenho turmas para tratar de problemas de gagueira e faço palestras em empresas e instituições de ensino. Afora isso, dou oficinas de um dia para fonoaudiólogos, uma delas chamada "Elaboração de exercícios para os distúrbios da voz", com o objetivo de ensinar seus participantes a elaborarem exercícios para seus clientes de acordo com suas diversas patologias.

Outro curso que ministro é "A gagueira tem solução?", dirigido exclusivamente a estudantes e profissionais de fonoaudiologia com o objetivo de estudar a gagueira através de exercícios teórico-práticos. "A fonoaudiologia no telejornalismo" é outro curso oferecido por minha empresa, também dedicado exclusivamente a fonoaudiólogos, e tem por objetivo familiarizar estes profissionais com as características específicas do telejornalismo. O curso prevê gravações em estúdio, com *teleprompter*, e é ministrado por minha filha, a fonoaudióloga Vânia Beuttenmüller.

Optei pela denominação "terapia da fala" para designar o que faço, mas o nome oficial da profissão é fonoaudiologia. Segundo o Conselho Federal de Fonoaudiologia, fonoaudiólogo é "um profissional da Saúde, de atuação autônoma e independente, que exerce as suas funções nos setores público e privado. É responsável pela promoção da saúde, avaliação e diagnóstico, orientação, terapia (habilitação e reabilitação) e aperfeiçoamento dos aspectos fonoaudiológicos da função auditiva periférica e central, função vestibular, linguagem oral e escrita, voz, fluência, articulação da fala, sistema miofuncional orofacial, cervical e deglutição. Exerce também atividades de ensino, pesquisa e administrativas."

De acordo com a mesma instituição, o fonoaudiólogo presta assistência a: "bebês de risco; crianças que apresentam atraso no desenvolvimento global nos primeiros anos de vida; crianças com problemas ou distúrbios de fala, linguagem e audição· pessoas com distúrbios de deglutição, mastigação e/ou sucção; pessoas que trabalham em ambientes com poluição sonora excessiva; pessoas que apresentam problemas de voz; pessoas que apresentam problemas ou distúrbios de aprendizagem formal; pessoas com qualquer dificuldade de comunicação, como seqüelas de doenças neurológicas; pessoas portadoras de deficiências que tenham problemas de comunicação."

Atualmente, para exercer a profissão de Fonoaudiólogo é preciso cursar a faculdade de Fonoaudiologia, que dura cerca de cinco anos, e cumprir um estágio em clínicas, escolas ou hospitais. Mas é bom lembrar que, na época em que comecei na profissão, havia certa indecisão terminológica. A especialidade era designada por vários nomes: logopedia, terapia da palavra, dicção, ortofonia, fonoaudiologia e até foniatria, que hoje é atividade exclusiva de diplomados em Medicina.

Quando me especializei, tal reserva ainda não estava em vigor, de modo que tenho certificado em Foniatria, da mesma forma que em Fonoaudiologia. Aliás, quando a Foniatria passou a ser exclusividade dos médicos, fiquei sem saber o que eu era exatamente. Foi quando fiz a escolha e tornei-me uma terapeuta da fala, que acredito ser a denominação mais condizente com aquilo que faço.

Trabalho com todos aqueles que usam a voz em sua profissão, qualquer pessoa que precise da voz e da fala — e todos precisamos — para se comunicar. Mas gosto de dizer que atendo a seres humanos. Sem rótulos, sem máscaras.

Houve época em que eu via diferença entre trabalhar com atores, jornalistas ou políticos. Mas hoje já não faço essa discriminação. O ser humano é o meu objetivo. Não me importa o que ou quem seja, desde que seja um ser humano.

Todo método engloba conhecimento, percepção e intuição. Mas para conseguir alguma coisa é preciso gostar de gente. Sem gostar de gente não vamos a parte alguma. Durante toda a vida fui movida por uma enorme vontade de aperfeiçoar o ser humano.

Sempre fui uma pessoa ligada à palavra falada, ao mundo do audiovisual. Daí que a idéia de escrever uma biografia (escrever? biografia? mas eu não disse a vida inteira que a escrita era a palavra adormecida?) era a última coisa que me viria à cabeça a essa altura. E mesmo que minha vida fosse assim tão interessante, acho que ainda é muito cedo para começar a contá-la.

Para falar a verdade, quando fui procurada pela Editora, pensei tratar-se de um trote. E a pessoa que se apresentou ao telefone como o escritor contratado para me assessorar na tarefa tinha uma voz que não era característica de um homem de letras. De modo geral, os escritores não costumam ter boa voz. Manuel Bandeira, Carlos Drummond de Andrade e Antônio Maria, para citar apenas alguns, tinham vozes fechadas, assim como o mundo interiorizado no qual viviam. A escrita é morta. A fala é a ressurreição da escrita.

Mas não era trote. No dia seguinte chegou a proposta formal da Editora, por escrito, o contrato, e, após alguma natural resistência, ditada tanto pela modéstia quanto por minha absoluta falta de tempo para qualquer outra coisa que não o meu trabalho, decidi aceitar o convite, levantando apenas uma restrição: uma vez que não sou uma pessoa ligada à palavra escrita, gostaria que, na medida do possível, minha biografia fosse narrada no tom coloquial da linguagem falada, que é o terreno que domino.

Da mesma forma, como não conheço técnicas de narrativa, não brindarei os leitores com grandes malabarismos literários. Assim, começarei a minha história do único ponto de onde saberia começar, ou seja, do começo.

Meus avós maternos — o pernambucano Antônio Belarmino de Hollanda Cavalcanti e a madeirense Maria da Glória Souza — tiveram dezoito filhos, quinze mulheres e três homens.

Na visão de meu avô, havia na família mulheres demais, de modo que deu aos filhos uma educação muito incomum para a época: aos homens bastava aprender a ler e a contar, apenas o suficiente para serem capazes de administrar os bens da família. Já as mulheres deveriam fazer algum curso superior para que, caso não encontrassem um marido, ainda assim tivessem o futuro garantido. Deste modo, ao terminarem os cursos elementares, as meninas foram enviadas para universidades em Salvador e no Rio de Janeiro.

Uma de minhas tias, Maria Souza Cavalcanti, foi a primeira médica do Ceará. Outra tia, Juliana Cavalcanti, formou-se em Farmacologia e chegou a ter uma farmácia, na qual o menino Helder Câmara, futuro bispo de Olinda, vinha pedir esmola. Já minha mãe, Laura Souza Cavalcanti, formou-se em Odontologia em Salvador, em 1921. Era a única mulher da turma, e creio que foi a primeira odontóloga a se formar naquela cidade. Tão logo terminou o curso, porém, casou-se, e jamais chegou a exercer a profissão.

Meu pai, Gustavo Linhares Beuttenmüller, era um homem de arraigadas convicções políticas, um romântico revolucionário. Getulista, escrevia artigos inflamados em jornais, ora defendendo as suas convicções políticas, ora tecendo loas à vinícola riograndense. Mas o pão de cada dia ganhava como fiscal concursado de imposto de consumo. Pouco conheço de sua família, com quem praticamente não tive contato. Mas sei que o Beuttenmüller vem de um segundo casamento de minha avó com um filho de imigrantes alemães.

Ao casar-se com minha mãe, meu pai logo percebeu que não conseguiria dar a ela o mesmo padrão de vida que tinha na casa dos pais. Por isso pediu transferência do Ceará para o Rio Grande do Sul, de modo a escapar dos comentários da família. Mas como ele mesmo gostava de dizer, foi ótimo ter sido transferido para o sul do país, lugar onde se tornou "mais culto e civilizado". Também foi nessa época que começou a se politizar.

Viviam na então vila de Alfredo Chaves, no Rio Grande do Sul, lugar onde nasceu minha irmã, Maria Tereza Cavalcanti Beuttenmüller — que mais tarde se casaria com um primo materno e inverteria os sobrenomes, tornando-se uma Beuttenmüller Cavalcanti.

No ano seguinte, ao ficar grávida de mim, minha mãe adoeceu e veio de navio para tratar-se no Rio de Janeiro. Nasci nesta cidade em um 4 de agosto. Como vêem, não gosto de revelar a idade, mas basta ao leitor saber que sou de um tempo em que não era educado perguntar a idade de uma mulher.

Nasci no Rio por acaso, em casa de familiares de meu pai, na Rua Afonso Pena, na Tijuca, e aqui não fiquei por muito tempo.

Cinco meses depois de meu nascimento, após o pleno restabelecimento de minha mãe, voltamos para o Rio Grande do Sul.

## Duas Lembranças

De minha primeira infância tenho duas grandes recordações, por incrível que pareça, ambas ligadas à oralidade e à profissão que hoje exerço. A primeira e mais grata dessas recordações diz respeito à minha iniciação na poesia.

Quando morávamos em Cruz Alta, meu pai tornou-se amigo de um auxiliar de farmácia local, um jovem muito inteligente e talentoso, mas ainda desconhecido do grande público, chamado Érico Verissimo. Quando eu acompanhava meu pai em suas visitas ao amigo, este freqüentemente me punha no colo e me ensinava poesias e quadras, das quais só me lembro de uma, o poema "Brasil", de Lulu Parola.

Convém chamar atenção para o fato de que, nessa época, Érico Verissimo ainda não havia escrito *Clarissa*, e muito menos o épico *O tempo e o vento*, que o imortalizou. Naquele tempo, o famoso escritor era apenas um jovem farmacêutico cheio de idéias revolucionárias, que gostava de compartilhar com meu pai. Também é bom lembrar que, infelizmente, eu era muito pequena na ocasião, e hoje tenho apenas uma vaga recordação desses encontros.

A outra lembrança que trago dessa época vem de quando já havíamos mudado para Pelotas e eu fui declamar um poema numa festa do Colégio São José. Não me recordo da poesia declamada. Mas lembro-me de que, ao ver o público, assustada, me virei de costas e recitei todo o poema. Não é prática que recomende aos meus alunos, mas o fato é que este episódio permitiu que eu formulasse uma filosofia de vida que sigo até hoje: posso até mesmo dar as costas, mas jamais recuarei.

# A ARTISTA E A CIENTISTA

Quando alguém se transforma em terapeuta profissional e chega a criar um novo método, é porque deve ter sentido o problema na própria pele. Foi exatamente o que aconteceu comigo. De um a sete anos de idade vivi em diversas cidades nos estados do Rio Grande do Sul e de São Paulo. Só para dar uma idéia desse nosso "nomadismo" familiar, basta dizer que, naquela época, nunca tive um aniversário comemorado, pois a data sempre coincidia com alguma transferência de meu pai.

Durante essas viagens, entrei em contato com uma grande variedade de culturas estrangeiras, convivendo com diferentes colônias de imigrantes. Por onde passava, ia absorvendo sotaques, regionalismos, novos modos de me expressar.

Vivíamos em São Paulo quando estourou a Revolução Constitucionalista de 1932. Ora, meu pai, que já fora preso na revolução de 1930 — a mesma que depusera o Presidente Washington Luís — e estava com nova ordem de prisão decretada, fugiu para o Rio de Janeiro, deixando-me em Bragança Paulista, na casa de um de seus irmãos. Mamãe, a babá e minha irmã permaneceram em São Paulo, na casa da Rua Ipiranga onde então morávamos.

Ao fim da revolução, com a vitória de Getúlio Vargas, meu pai ganhou como prêmio uma transferência de fim de carreira para o Rio de Janeiro, cidade onde se estabeleceu definitivamente. Aqui chegando, aproveitou para se matricular na Faculdade de Direito de Niterói, na qual acabou se formando alguns anos depois. O motivo dessa formatura tão tardia foi o fato de ele se sentir frustrado por minha mãe ter um curso superior e ele não.

Havíamos finalmente chegado em "terra firme", e pude enfim festejar um aniversário — meus sete anos — na casa que alugamos na Rua Almirante Cochrane, na Tijuca. Mas, àquela altura, a mistura de pronúncias em minha fala era tão grande que ninguém mais entendia o que eu falava.

Naquele tempo, não havia outro modo de tratar defeitos de fala a não ser através de declamação e, ainda quando estávamos em São Paulo, minha mãe providenciou para que eu tivesse aulas daquela matéria. Ora, como eu já possuía o gosto pela poesia, inspirado em mim por ninguém menos que o jovem Érico Verissimo, não demorei a me adaptar e a gostar da nova disciplina, que prossegui estudando no Rio de Janeiro.

De fato, meu caso de amor com a poesia remonta à primeira infância. Quando menina, lembro-me bem, era uma grande leitora de poesia infantil. É claro que, assim como todos de minha geração, adorava Monteiro Lobato. Mas Lobato e a turma do Sítio do Picapau Amarelo eram uma adorável exceção. A poesia sempre superou a prosa em minhas preferências literárias.

Um pouco mais mocinha, tive um flerte com a poesia parnasiana lendo Olegário Mariano, mas eram os românticos que mais falavam ao meu coração. Adorava Castro Alves e Gonçalves Dias, autores que, já naquela época, defendiam as minorias oprimidas. *O Navio Negreiro*, de Castro Alves, e o *I-Juca Pirama*, de Gonçalves Dias, grandes momentos da poesia nacional, evidenciam o humanismo que movia a pena de ambos os poetas.

Mais tarde, um pouquinho mais adulta, envolvi-me com a obra de autores contemporâneos, gente como Manuel Bandeira, Jorge de Lima, Carlos Drummond de Andrade, Menotti del Picchia e Mário Linhares, poetas que conheci pessoalmente. No encarte de fotos deste volume, o leitor encontrará uma fotografia antológica, na qual me vejo cercada por ninguém menos que Malba Tahan, Menotti del Picchia, Áureo Melo e Sílvio Moreaux. A foto foi tirada na mansão de Sílvio, na Rua São Miguel, na Tijuca, onde o poeta modernista promovia animados saraus literários.

Atualmente, tenho à minha cabeceira a obra de Fernando Pessoa, especialmente de seu heteronômio Álvaro de Campos, que é o que mais me agrada. Poemas como *Ode marítima*, *Tabacaria*, *Opiário* e *Poema em linha reta*, para citar apenas alguns, são momentos sublimes da literatura portuguesa, e devem ser para sempre relidos e lembrados.

Creio que o mais próximo que cheguei da prosa foi com a leitura de peças de teatro, gênero que adoro. Entre os autores teatrais que mais me agradam, posso citar Shakespeare, Brecht, Becket, Tchecov, Oduvaldo Vianna Filho, Paulo Pontes. Aproveito a oportunidade para dizer que respeito a obra de Nelson Rodrigues, a quem reputo como um de nossos bons dramaturgos. Mas devo confessar que seus enredos são um pouco escandalosos demais para o meu gosto.

Não podemos nos esquecer, é claro, da literatura técnica, voltada para a minha atividade profissional. A tese sobre gagueira que Augusto Linhares, precursor da foniatria no Brasil, apresentou na Alemanha na década de 1920, foi uma obra muito importante em minha formação. Os livros de Pedro Bloch foram igualmente fundamentais. Quanto a este autor — que também foi um de meus grandes mestres —, gostaria de chamar a atenção não apenas para os seus textos técnicos, como também para as suas peças de teatro, que considero extraordinárias. *As mãos de Eurídice* e *Dona Xepa*, por exemplo, são obras-primas de nossa dramaturgia.

## *Música e Ritmo*

Boas filhas de família burguesa que éramos, eu e minha irmã estudávamos na Escola de Música, na Lapa, atual Universidade Federal do Rio de Janeiro. Eu tocava violino e ela, como era mais velha, tocava piano, instrumento que lhe rendeu uma medalha de ouro em um concurso de intérpretes.

Nunca recebi uma medalha por conta de minhas habilidades ao violino, mas sinto que o estudo deste instrumento me deu uma noção de ritmo muito importante, a qual posteriormente apliquei à minha profissão.

Como se para demonstrar que nada na vida é por acaso, havia naquele conservatório uma cadeira chamada "arte de dizer", ministrada pela professora Julieta Telles de Menezes. O curso era direcionado ao pessoal que estudava canto, o que não era o meu caso, mas eu comparecia às aulas na qualidade de ouvinte, numa tentativa de aperfeiçoar a minha habilidade de falar em público.

Aos oito anos de idade, comecei a declamar versos "para melhor falar", sob a orientação da professora Gardênia Abreu Gomes e de Margarida Lopes de Almeida, declamadora internacionalmente consagrada, filha da grande escritora Júlia Lopes de Almeida.

Tão bem orientada, meu desempenho em recitais foi chamando a atenção da crítica. Por essa época, participei de um grupo de artistas chamado Cintilas, que incluía declamadores, músicos e poetisas, e que se reunia uma vez por mês, sempre na casa de um dos integrantes. A presidente era a poetisa Leozinha Magalhães de Almeida. Também nesta época, fui presidente do Salão de Poesias da Uniter, União Nacional e Internacional de Todas as Energias Renovadoras, fundada pela poetisa Júlia Galeno, em 27 de maio de 1951.

Certa vez, durante um de meus recitais, percebi que minha voz estava se cansando facilmente. Preocupada, decidi procurar uma professora de impostação de voz que lecionava na Escola de Teatro do Estado da Guanabara.

Seu nome completo era Lília Niemeyer Nunes, e ela era irmã de Oscar Niemeyer, o arquiteto-chefe de Brasília. Apesar disso, suprimia o Niemeyer do próprio nome para não ofuscar o sobrenome do marido, o maestro Nunes.

Criatura extraordinária com quem muito aprendi, dona Lília era a melhor de sua especialidade no Brasil e tinha como alunos de impostação de voz grandes atores e atrizes da época. Mesmo sem saber que, no futuro, acabaria fazendo coisa semelhante, fiquei fascinada pelo trabalho dela.

Logo numa primeira análise, dona Lília identificou os meus principais defeitos de dicção e constatou que eu fazia errado a fôrma da vogal "a", que eu pronunciava como os ingleses: "ei". Ao perceber isso, ela me prescreveu alguns exercícios, e o problema foi rapidamente resolvido.

Nesta época, eu já dava aulas de declamação e comecei a aplicar em meus alunos os exercícios de impostação de voz aprendidos com dona Lília, de quem acabei me tornando amiga. E não tardou até eu começar a trabalhar como assistente dela na Fefieg, futura Fefierj, atual Uni-Rio.

Antigamente, a impostação de voz era feita por meio do canto. Como eu era formada pela Escola Nacional de Música, adotava com os alunos a mesma técnica que ela usava, fazendo vocalises ao piano. Para quem não sabe, vocalise é um exercício que consiste em cantar sobre uma vogal uma série de notas escolhidas, com fins pedagógicos ou, neste caso, terapêuticos.

Anos depois, acabei me tornando responsável pela cadeira de Expressão Vocal na Fefierj, tendo dona Lília ficado com a cadeira de Canto. Foi mais ou menos por essa época que lhe apresentei o método que eu já vinha desenvolvendo — e do qual falaremos em detalhes mais adiante.

Ao ouvir minha explanação, dona Lília ficou encantada e perguntou:

— Seu método é muito bom! Mas por que você nunca me falou sobre isso antes, Glorinha?

— Não o fiz em respeito à senhora, uma vez que eu era sua assistente.

## De Hobby a Profissão

Entre aulas, recitais e elogios da crítica passaram-se os anos. A menina que chegou ao Rio de Janeiro falando uma mistura de dialetos meridionais transformou-se numa moça muito bem articulada e acabou eleita princesa das declamadoras brasileiras.

Como declamadora, viajei por quase todo o Brasil e cheguei a inaugurar uma placa de bronze em minha homenagem num cinema em Fortaleza, o Samburá. Muitos destes recitais eram em benefício das vítimas da seca do Nordeste, flagelo que até hoje me preocupa.

Nesse meio tempo, me casei. Não gostaria de me estender em detalhes a respeito desse casamento, a não ser dizer que me casei muito jovem e que tive meus dois filhos, Vânia e Antônio Frederico, num intervalo de onze meses. Sou muito grata ao meu ex-marido por ter sido pai de meus filhos, e isso é tudo o que eu gostaria de falar a esse respeito.

Após a separação, resolvi continuar a vida solteira, acompanhada apenas de meus filhos, decidida a transformar em profissão aquilo que antes era apenas um *hobby*. E foi assim que passei a ministrar cursos da "arte de dizer" nesta mesma casa onde hoje estamos, na Rua Guapiara, Tijuca, construída pelos meus pais ao se estabelecerem definitivamente no Rio de Janeiro.

A dissolução de meu casamento coincidiu com o falecimento de minha mãe. Foi um momento muito difícil de minha vida, no qual tomei uma decisão radical que acabou influenciando todo o meu futuro: embora estivesse no auge de minha carreira, resolvi parar de recitar poesias em público. Solteira, com dois filhos pequenos para criar, não me restava escolha senão me dedicar integralmente ao trabalho. Poesia era então um luxo que não me podia permitir.

Minha última aparição como declamadora foi em um grande concerto com a Orquestra Sinfônica Brasileira, sob a regência do maestro Eleazar de Carvalho e com o coro do Teatro Municipal do Rio de Janeiro e da Rádio MEC. No repertório, a peça *Paz*, do compositor Barroso Neto.

Foi uma noite ao mesmo tempo triste e afortunada. De fato, ali morria a artista. Mas nascia a cientista. Fiz o solo sem microfone, e a minha voz foi ouvida em todo o teatro. Foi quando concluí que o método que eu vinha desenvolvendo era correto e podia ser transmitido aos meus alunos.

## *A PALAVRA ESCULPIDA*

Todo cientista bem-sucedido tem o seu dia de gritar "heureca!", ou seja, aquele momento em que, por acaso ou não, faz a grande descoberta de sua vida. Longe de mim pretender me comparar ao Newton da maçã ou ao Arquimedes da banheira. Mas o fato é que comigo aconteceu coisa parecida.

Repito essa mesma história em toda palestra, entrevista ou conferência que dou, e aqueles que me conhecem já devem estar um tanto fartos de ouvi-la, mas a verdade é que não poderia deixar de contá-la aqui novamente, já que foi, sem dúvida, o momento mais importante de minha carreira de terapeuta da fala.

Em meados de 1960, fui procurada por uma professora cega de nascença que precisava de ajuda para preparar uma conferência que daria no Instituto Benjamin Constant.

A moça me fora enviada por Romeu Gonçalves, auxiliar do diretor daquele instituto. Era uma mulher de estatura mediana, cabelos negros, pele muito clara, evidentemente culta, pelo modo como se expressava, embora um tanto tímida ao falar.

— Não sou mutilada — disse-me ela. — Apenas não enxergo. Preciso que alguém me ensine as palavras que desconheço. Você não precisa me explicar o que é o sol. O sol tem calor e eu o "vejo" e sinto. Mas não sei como é a lua...

"...E, por isso, não sei falar a palavra 'lua' com verdade...", intuí eu lá comigo mesma. Logo vi que o problema era tátil, uma coisa de pele. Mas não o disse em voz alta. Meio de improviso, minha veia poética me levou a replicar:

— A lua é morna. E inspira os namorados.

No texto da conferência aparecia a palavra "respingos". Seguindo a mesma intuição, molhei a mão e espalhei gotas de água sobre ela.

— Respingos — falei. E ela me entendeu perfeitamente.
Naquele momento nasceu o meu método. Foi naquele instante que me dei conta de que a palavra é muito mais do que um conjunto de sons articulados. A palavra tem cor, a palavra tem forma. E essa forma é uma escultura sonora.

— Céu é como um guarda-chuva, uma cúpula onde estão as estrelas — prossegui. Ela sorriu e assentiu com um menear de cabeça.

— O mar é profundo, misterioso...

E continuamos assim pelo resto da tarde.

> "Além de me ensinar as palavras que eu desconhecia, Glorinha também me ajudou a melhorar diversos outros aspectos de minha expressão oral. Devo muito a ela, não apenas pelo que ela fez com minha fala, como também pelo desenvolvimento de minha expressão corporal, a qual, como acontece com todo cego, era muito limitada. As coisas que ela me ensinou foram e continuam sendo importantíssimas, não apenas no meu dia-a-dia, mas também em minha vida profissional como professora."
>
> *Maria Sulamita Vieira da Cunha,*
> pedagoga.

A conferência dessa moça no Instituto Benjamin Constant foi um tal sucesso que acabei chamada pelo diretor da instituição, o neuroftalmologista Dr. Fontes Lima, para enfrentar o tremendo desafio que seria ensinar os cegos a desenvolver a fala, seu melhor meio de comunicação.

Não foi fácil. Meus novos alunos apresentavam todo tipo de vícios e patologias ligadas à fala e à expressão corporal. Uns tinham a voz hipocinética, para dentro, com medo do espaço que não viam, outros a tinham estridente, hipercinética, agredindo este mesmo espaço. Outros problemas comuns entre eles eram a dislalia, que é a dificuldade de falar por troca de fonemas, a dislexia, que é a troca de fonemas e grafemas na leitura e na escrita, a disfemia, ou gagueira, e a disfonia, ou rouquidão.

Como afirma Otto Lowenstein em seu livro *Os sentidos* (Biblioteca Universal Popular S.A., Rio de Janeiro, 1968): "A orientação visual envolve o reconhecimento de objetos e de sua posição relativa a outros objetos e ao observador, além de envolver o julgamento acurado da distância e, é claro, o rastreamento de objetos móveis e a previsão de velocidade e direção do seu movimento."

A visão tem, portanto, um papel importantíssimo no conceito do espaço e na percepção de sua tridimensionalidade. Quem está privado desse sentido básico inevitavelmente encontra dificuldade em seu relacionamento com as coisas num espaço que desconhece.

Logo me dei conta do grande problema dos cegos no que diz respeito ao domínio da palavra falada. É que a falta de visão acarreta o desconhecimento de diversas percepções espaciais: extensão, distância, alto e baixo, direita e esquerda, frente e trás, cheio e vazio, veloz, devagar ou parado, e todas as diversas combinações dessas percepções. Não tendo uma noção perfeita de distância, de direção, de deslocamento e de velocidade, a emissão dos sons se torna uma grande dificuldade para eles. A ignorância dessas percepções espaciais dificulta o próprio "estar no mundo" do cego, que tem de suprir essas informações com os outros sentidos.

Não enxergando o espaço em suas dimensões, o cego tem de partir de seu conhecimento particular, interno, para organizar a sua percepção do espaço. Como os dados fornecidos pela visão são sinais importantes para uma correta percepção da realidade, o cego jamais chegará a uma percepção exata do espaço que o cerca. Dispondo apenas do sentido do tato para a exploração do espaço, o cego enfrentará uma tremenda limitação, uma vez que o tato é analítico e a visão é sintética.

## Os Cegos e o Elefante

Ilustra perfeitamente esta afirmativa a conhecida história dos cegos com o elefante: cinco cegos foram levados para conhecer um elefante. O primeiro segurou a cauda do animal e disse que o elefante era um animal fino como uma corda. O seguinte abraçou uma das patas e descreveu o elefante como uma coluna. Ao terceiro, mais alto, coube tocar a orelha, de modo que o achou semelhante a um abano. O quarto cego passou as mãos sobre a barriga do paquiderme e disse que o elefante era, na verdade, um muro de carne. O último apalpou a tromba e acreditou estar tocando em uma enorme serpente.

A "visão" de cada um desses cegos foi analítica. Seria necessária uma percepção visual global, que sintetizasse cada uma dessas percepções em uma só. A soma completaria o elefante.

Por não poder captar uma percepção completa do espaço em suas reais dimensões, o cego se torna medroso em relação ao espaço que não conhece. Este receio do desconhecido cria um mecanismo psicológico que faz com que se retraia e torne a sua voz embutida. Em outras ocasiões, pela mesma razão, o cego agride o espaço que não vê, tornando a voz estridente e desagradável.

A lateralidade é uma das grandes dificuldades do deficiente visual. Quando ele tem de usar a força física, sempre escolhe para esse esforço a mão não-dominante. Isto significa que, se ele é destro, usará a mão esquerda para realizar o esforço, e se é canhoto, usará a direita. Este fato, como é natural, fará com que o cego demonstre na hora do esforço uma inabilidade ainda mais acentuada, visto que não está recorrendo à mão mais habilitada para a atividade.

Como escreveu Ernesto Gaupp no livro *O destrismo* (Editora Argo, Lisboa, 1940): "o destrismo é uma característica especificamente humana, que não provém de qualquer capricho, mas sim do próprio organismo humano. Sua causa direta reside numa determinada supremacia do hemisfério esquerdo sobre o direito. O predomínio da mão esquerda se daria por uma disposição semelhante no hemisfério direito do cérebro."

Assim, a utilização do lado menos habilitado é sempre um esforço contrário à disposição orgânica, redundando em um resultado menos satisfatório.

No caso do cego, a mão dominante é *o único meio* de que ele dispõe para a sua orientação. Realmente, sua movimentação, sua localização dentro do espaço, dentro do mundo, é centralizada no tato, que é a sua "visão". Por isso, ele poupa a mão dominante, que é seu órgão de visão, reservando a outra para o esforço físico.

O fato de utilizar para o esforço físico a mão não-dominante acaba por criar para o cego um ambidestrismo tosco e uma hesitação no uso de todos os sentidos. O cego anda com os pés deslizando pelo chão, "tateando" o espaço ao redor. Pelo fato de não enxergar, tem grande dificuldade para se equilibrar. Há sempre incerteza a respeito do espaço que o rodeia, do qual não tem conhecimento a não ser pelo tato.

Privado do sentido da visão, o cego precisa ser ajudado no adestramento de seus outros sentidos, a fim de conseguir melhorar o seu domínio sobre o espaço. O treino cuidadoso da audição pode melhorar em muito a percepção espacial do som, isto é, de onde provém e em que direção deve ser emitido.

"A audição é um fator socializante", diz Otto Lowenstein na obra sobre os sentidos à qual já me referi. "Embora seja inferior em agudeza e alcance se comparada com a que encontramos em outros animais, a audição ajudou o homem, mais talvez do que qualquer outro fator, exceto a visão, a tornar-se senhor de seu destino."

## Habemus Curso!

Eu pressentia tudo isso, mas faltava-me o embasamento científico para apoiar as minhas idéias. Na época, não havia onde buscar esse conhecimento aqui no Brasil. Assim, durante alguns anos prossegui meu trabalho com os cegos de modo empírico, aplicando ao meu estudo apenas a intuição e aquilo que aprendera na escola de música.

Esta situação começou a mudar a partir de 1964, ano em que foi ministrado o primeiro curso de Foniatria no país, na Associação Brasileira Beneficente de Reabilitação (ABBR), então presidida pelo eminente Dr. Pedro Bloch, um dos pioneiros da Foniatria no país.

Como alunos, o grande foniatra selecionou apenas profissionais que já tratassem de problemas de voz e fala, como era o meu caso. Detalhe curioso: entre estes meus colegas de curso havia um certo Enéas Ferreira Carneiro, que depois vim a descobrir tratar-se daquele político do "meu nome é Eneéééas!", o deputado federal mais votado do Brasil.

Para professores, Pedro Bloch escolheu os melhores entre os melhores: o cirurgião Ivo Pitanguy, o otorrinolaringologista Fábio Apligliano, o endocrinologista Jaime Vignoli, o psicanalista Ernesto La Porta, o lingüista Silvio Elias, o neurologista Borges Fortes, entre tantos outros ilustres em suas especialidades. O próprio Pedro Bloch ministrava a cadeira de Foniatria.

Ao fim deste curso foi criada a Sociedade Brasileira de Foniatria, ligada à sociedade internacional, e nós, os formandos, nos tornamos os sócios fundadores da instituição.

Dito assim a coisa parece ter sido o paraíso. De fato, o convívio com tantos expoentes da área médica e de saúde foi um aprendizado inestimável para mim e para meus colegas de turma. Mas nem tudo era perfeito. E o que mais me incomodava era um certa lacuna jamais preenchida por meus mestres. Procurando aplicar os meus estudos no curso de Foniatria ao trabalho que eu já desenvolvia havia quatro anos no Instituto Benjamin Constant, em todas as aulas eu fazia a mesma pergunta aos professores:

— E com os deficientes visuais, como proceder?

A resposta que eu recebia também era invariavelmente a mesma:

— Depois falaremos sobre isso, mais tarde, em outra ocasião...

E essa ocasião nunca vinha. Assim, como ninguém sabia responder às minhas perguntas, ansiosa por encontrar uma solução para os problemas de expressão oral de meus alunos no instituto, fui seguindo a intuição, a experimentação, recriando em cima do que havia aprendido, até finalmente criar um método de trabalho, que chamei de Espaço-Direcional-Beuttenmüller, em homenagem aos cegos que o inspiraram.

> "O que Glorinha fez conosco foi um extraordinário trabalho de expressão corporal. E foi muito criticada por causa disso. Tudo o que foge um pouco às regras é criticado pela maioria. Para mim, porém, a coisa mais importante que ela ensinou foi ter coragem e autoconfiança para experimentar o inusitado. Não a conhecesse e talvez não tivesse o atrevimento de, hoje, trabalhar com formas e cores. Foi ela também quem despertou o meu interesse pela poesia moderna. Até então,

só conhecia a poesia clássica. Hoje, tenho quatro livros publicados. Não por acaso, me formei em Letras. Como vê, a influência de Glorinha foi muito importante em minha vida dali por diante."

*Virgínia Vendramini,*
*artista plástica.*

# O ABC DO MEU MÉTODO

Apesar de ter concebido e começado a aplicar o meu método entre 1960 e 1961, somente o registrei em 1972. Nesse mesmo ano, quando já estava responsável pela cadeira de Expressão Vocal da Fefierj, lancei o *Plano de Disciplina-Dicção de meu método* e um livro que escrevi em parceria com Nelly Laport, chamado *Expressão vocal — Expressão corporal*, publicado em 1972 pela Editora Forense Universitária, no qual reforçava a tese de que devemos falar com o corpo inteiro. Hoje em dia, o método é adotado no Centro de Artes de Laranjeiras (CAL), na UniverCidade, na Escola Martins Pena, na Uni-Rio e em outras instituições de ensino em diversos estados do Brasil.

Eu sei que este não é um livro científico, mas a minha história ficaria incompleta e um tanto incompreensível caso eu não desse ao leitor ao menos uma idéia geral do que é esse método que criei e sobre o qual pautei a minha atividade profissional ao longo de todos esses anos.

## Abraço Sonoro

Para Pitágoras, a voz é o eco da alma. Concordo com ele. Para mim, voz é sentimento. Através da voz, exprimimos as nossas emoções. Falar bem é dar um abraço sonoro em quem nos ouve.

É através da voz que a personalidade do indivíduo se revela. Pode-se conhecer uma pessoa pelo modo como ela se expressa, porque a fala expõe o ser humano em seus aspectos mais íntimos. A voz humana é tão reveladora e característica do indivíduo que hoje em dia é aceita como prova em processos judiciais na ausência de impressões digitais.

A voz define o nosso grau de cultura e revela os nossos conflitos e as nossas emoções. Até mesmo aquelas que não queremos revelar. A voz é a identidade, o selo, a marca sonora de uma pessoa. Voz é vogal. Vogal é vida, é vibração. Vogal é som. É através das vogais que conseguimos a projeção da voz e podemos sonorizar nosso estado de espírito. As vogais constituem o fluxo sonoro do espírito vital.

A voz assemelha-se ao jato de um chafariz que se eleva desde o diafragma, passando pela garganta, chegando até seu alto-falante, que é a boca, e se projetando numa ducha de sons para quem nos ouve. A voz é o repuxo sonoro de nossos sentimentos.

Através da voz, projetamos o que somos. A voz denuncia a higidez do aparelho fonador, o estado neuropsíquico, o estado glandular, o grau de cultura e a sensibilidade de um paciente. Por isso a voz é mais reveladora do que a fala. A fala indica uma pessoa. A voz indica uma personalidade.

Por exemplo: as pessoas que falam rapidamente são ansiosas e, geralmente, gostam de matemática. As que falam com apatia não têm confiança em si mesmas e possuem pouca cultura. Falam devagar, com medo de errar. Há exercícios para ambos os casos.

Os pilotos de corrida não têm boa voz porque só pensam em ganhar: falam para a frente, sempre avançando, e esquecem as costas, os lados, o global. Têm uma voz visomanual, aguda e nasalada. Os jogadores de futebol, por sua vez, que pensam com o pé, têm uma voz visoplantar, ou gutural. Já os bailarinos não têm boa voz por medo de entrarem no espaço do outro. Mas a voz *deve* entrar no espaço do outro. É um apelo para uma resposta.

Falamos com o corpo inteiro, desde a ponta dos pés até a ponta dos cabelos. Para mim, a verdade é sempre de baixo para cima. O ser humano é dinâmico. É movimento, é ação. O homem é um ser ereto, bem plantado sobre os pés, com pernas, braços, mãos, dedos, nariz, boca, olhos, expressão fisionômica. Não é uma imagem fragmentada, como um quebra-cabeça desfeito.

O equilíbrio é a base de toda a coordenação. Qualquer distúrbio do equilíbrio postural se reflete em alterações no comportamento geral do organismo, com inevitáveis reflexos no aparelho vocal. Para conseguir uma comunicação correta com o mundo que nos cerca, devemos começar pelo conhecimento do próprio corpo.

É através da movimentação e do domínio de seus membros — saber agarrar e largar, distinguir o que é hostil do que é amigável, enfim, dominar o seu corpo e exercer o seu domínio sobre os objetos que o cercam — que o homem se impõe. Por meio desse aprendizado dos sentidos, da experiência e do erro, da conquista gradativa do autodomínio, da coordenação psicomotora, o homem começa a se afirmar como criatura independente.

Está cientificamente provado que somos capazes de produzir setecentos mil movimentos diferentes de braços e mãos. Note-se que, enquanto não atingimos a plenitude do uso de nosso corpo, nossa fala é precária, como acontece com as crianças que não engatinham. Desde que nasce, o homem vive à procura de uma abertura de seus canais sensoriais. Palavra, linguagem e emoção são uma só coisa. É preciso acordar, bocejar, espreguiçar e abrir a voz.

O corpo funciona como uma espécie de controle remoto da voz. As pessoas tímidas, por exemplo, que não lutam contra o centro de gravidade, têm um eixo postural tombado, ombros caídos, e a voz sai com dificuldade, com pouca projeção, em conseqüência da má postura corporal. Já os que falam com o pé voltado para dentro têm um timbre de voz infantil. Por tudo isso, é primordial a observação. Tudo o que faço é observar o ser humano.

A respiração é tão importante que, se não for realizada corretamente, pode até mesmo afetar a estabilidade e a postura da coluna vertebral. É sabido que a maioria dos músculos do sistema respiratório está ligada às vértebras cervicais e lombares. Por isso é que a postura do corpo está ligada à respiração.

Às vezes as pessoas me dizem: "Glorinha, estou com dificuldades respiratórias, me ensina a respirar." Então eu pergunto se ela está respirando mal porque tem algum problema médico. Caso contrário, o problema é de vida. Aí, é preciso descobrir no ambiente o porquê de ela estar assim.

A posição da coluna determina a velocidade e a qualidade da respiração. Daí eu afirmar que a respiração e a postura estão intimamente ligadas e exercem influência mútua: a boa respiração depende da boa postura, assim como a boa postura depende da boa respiração. A soma dessas duas atitudes, isto é, a da boa respiração e a da boa postura, é que assegura, entre outras coisas, a boa qualidade da voz.

O equilíbrio é a base de toda a coordenação dinâmica geral. Qualquer distúrbio do equilíbrio postural se reflete em alterações no comportamento geral do organismo, com inevitáveis reflexos no aparelho vocal. As emoções estão estreitamente ligadas ao equilíbrio corporal, à tônica geral do organismo.

Basta observarmos o comportamento das pessoas. Quando vemos alguém agitado, nervoso, podemos deduzir que esse indivíduo não deve possuir um perfeito equilíbrio vocal e corporal. Não é por outro motivo que as pessoas que perdem a cabeça por qualquer coisa são chamadas de *desequilibradas.* Ao perderem o seu equilíbrio interior, estas pessoas tendem a mergulhar na neurose ou na psicose.

Toda atitude adotada pelo ser humano é provocada por imagens mentais. Podemos dizer que a fala é a expressão sonora dessas imagens mentais. Uma das principais vantagens de que goza um indivíduo que se mantém em equilíbrio interno e externo é a economia de esforços. Quando não há equilíbrio, os esforços a serem despendidos serão sempre mais cansativos.

O corpo e a voz são os principais instrumentos da comunicação humana. Por isso devem ser comparados a um violino: para uma boa execução, é necessário que esteja sempre afinado. Sem essa percepção, a voz emitida não terá poder de projetar-se.

As pessoas também precisam saber usar o nariz. A voz se forma no movimento expiratório, mas, para expirarmos, precisamos inspirar antes. Quando estamos em silêncio, de boca fechada, inspiramos e expiramos pelo nariz. Quando falamos, a inspiração deve se processar exclusivamente pelo nariz e a expiração pela boca. No caso da fala, a respiração é diafragmática, que é uma respiração lateral.

Sobretudo, é preciso saber olhar quando se fala. Nos exercícios de relaxamento, nunca permito que o aluno feche os olhos, como é tão comum... e tão errado, ao menos no nosso caso. O relaxar para o bem falar deve conjugar, em harmonia, todos os sentidos.

Hoje as pessoas não se olham e, não se olhando, como esperam se comunicar? O início de toda comunicação é olhar, ver e enxergar. Olhar apenas para os olhos dos outros é afrontoso. Devemos olhar para o todo. Quando se deseja persuadir alguém, é preciso pegá-lo pelos ombros.

Os cegos têm problemas de fala exatamente porque não enxergam. E porque não enxergam, adotam posturas inconvenientes para a perfeita emissão da voz. A imagem do homem reflete o que ele é. A mão fechada, o dedo que aponta, as mutações fisionômicas, um vago arquear de sobrancelhas... a fala é a expressão audível de tudo isso.

O silêncio é vazio e não nos permite reagir às emoções. É a ausência da linguagem. Os homens que estiveram na Lua disseram que o que mais os incomodou foi aquele "silêncio terrível". O silêncio é vazio, e por isso nos sufoca. Sem ar, nenhum tipo de vida pode existir. Sem respiração, em poucos segundos o sangue fica envenenado de toxinas e a vida se extingue. Vida é energia. Vida é vibração. Vibração é som. No vácuo não há vida. No vácuo não há som.

> "O método de Glorinha Beuttenmüller não se limita ao campo puramente técnico da comunicação vocal. Ele dá uma merecida ênfase à interdependência entre fatores emocionais e problemas da voz, e acaba projetando o assunto para o terreno de uma conceituação quase filosófica, pois entre as unidades de ensino propostas destaca-se a teoria da *gestalt* aplicada à fala."
>
> *Yan Michalsky*, crítico de teatro, *Jornal do Brasil*, 10 de agosto de 1971.

## Tirando as Máscaras

Os seres humanos costumam apresentar diversas alterações vocais provocadas consciente ou inconscientemente, que se disfarçam por trás de máscaras sonoras. Essas máscaras sonoras devem ser retiradas por meio do escoamento de sua carga energética através dos canais sensoriais. Como dizia o otorrinolaringologista João Ramalho:

> Rouquidão que vai e vem
> não é da conta de ninguém.
> Rouquidão que vem e fica,
> algum mal indica.

A voz revela o nosso estado de espírito. Quando pretendemos ocultar esse estado de espírito, há distorção de modulação, com efeitos às vezes desastrosos, ocasionando movimentos atípicos na função da deglutição vazia — ou seja, o ato de engolir a saliva — que é um ato-reflexo emocional.

A língua, segundo Fleuschtnger, é a chave da voz. Acrescento: é também a chave da deglutição. Quando estamos felizes, calmos, em paz, nossa fala é clara e nossa deglutição vazia é correta, pois é feita na zona do sabor doce, no ápice da língua, em contato com o início do palato, resultando em um ato-reflexo emocional sem conflitos.

Quando uma pessoa está deprimida, amargurada, esse ato-reflexo da deglutição da saliva se faz incorretamente, com ênfase na zona do amargo — sabor que não se mistura a nenhum outro —, resultando numa alteração da voz e, muitas vezes, no traumatismo da laringe. Outras vezes, pela emoção, e também pelo fato de a deglutição ser feita na zona do sabor ácido, aparecem aftas na boca e a voz é alterada, provocando dificuldades na fonação.

Podemos dizer que o início da ação está na expressão fisionômica. Devemos dar valor à fisionomia e às suas expressões como um todo. Em suas memórias, Charles Bell nos conta que, quando um de seus pacientes sofria de paralisia facial, ficava desprovido de certas emoções e, à medida que começava a restabelecer a mobilidade fisionômica, essas emoções começavam a ressurgir.

Costumamos dar muita atenção ao nariz, centro de nossa fisionomia e importante elemento para a dissolução das máscaras sonoras, pois qualquer desprazer, sentimento de depressão e outras emoções negativas tornam a voz nasalada.

Esses disfarces melódicos da fala são delatados pelas vogais sem que possamos ocultá-los, pois vogais são sons puros sem obstáculos e, por isso, evidenciam as máscaras sonoras. Precisamos trabalhar com as vogais, banhando-nos internamente de sons, para exteriorizarmos por meio de suspiros de alívio a verdade que estava mascarada. Assim, teremos enfrentado o poder de nosso pré-consciente tornando-o consciente.

Tudo no ser humano é refletido para o mundo exterior, inclusive as cores que predominam internamente em nossos corpos (o branco do leite e do esperma, o vermelho do sangue, o marrom dos excrementos, o amarelo da urina etc.) As reações emocionais causam alterações momentâneas, tanto nessas cores quanto em nossa voz.

As palavras se ligam umas às outras, e poucos sabem fazer esta ligação com eficiência. Porém o mais importante é sentir a "imagem", a *gestalt* da palavra. *Gestalt* é uma palavra em alemão, um termo de psicologia da forma que, no nosso caso específico, resumidamente, refere-se à "imagem global" da palavra, ou seja: a associação e a interdependência entre a fala e outros sentidos do corpo, como o tato, o olfato e a visão, formando assim uma unidade na qual as partes não podem ser separadas do todo.

A imagem gestaltiana é um corpo, um todo. É uma escultura com alma, que dá movimento a esse corpo. Quando estamos falando, desprezamos conceitos gramaticais. Não deve haver essa preocupação. Não há ponto final na comunicação verbal. Ponto final é nosso último suspiro, ou seja: a morte. Para se falar bem, deve-se observar e saber transmitir o que se vê e o que se sente. Repito: tudo se baseia na observação.

Em poucas palavras, a equação-síntese do Método Espaço-Direcional Beuttenmüller é:

        Espaço — visão
        Visão — tato à distância
        Tato — visão próxima

"O que de mais importante aprendi com Glorinha foi que, a cada frase, a cada texto, devemos dar um abraço sonoro no público. Para isso precisamos falar não apenas com a boca, a garganta, e sim com o corpo inteiro. Essa a mensagem que ficou e que uso em minha carreira desde então."

*Fátima Bernardes*, jornalista.

Em 1976, criei um grupo de estudos para o desenvolvimento de meu Método Espaço-Direcional e para tirar as dúvidas dos colegas que o estavam aplicando. Integravam esse grupo os fonoaudiólogos Patrícia Mazelli, Míriam Carpilowsky, o médico foniatra Hermes Frederico, minha filha Vânia Beuttenmüller, Rose Gonçalves, Marli Santoro, Maria Helena Kropf, Leila Mendes e Marília Costa. Afora o desenvolvimento de meu método em particular, este grupo de estudos também tinha o objetivo de estudar a fonoaudiologia como um todo. Desta forma, quando da visita de algum expoente em sua especialidade médica, nós o convidávamos para fazer palestras, e as despesas eram rateadas entre os membros do grupo.

Anos depois, em abril de 1982, promovi a Maratona da Voz, no auditório da Escola Técnica Federal Celso Suckow da Fonseca, no Rio de Janeiro, um dia inteiro de apresentação e discussão do meu método. Nessa maratona, recebemos fonoaudiólogos de São Paulo, Brasília e Belo Horizonte.

## Do Rosto ao Alfabeto

Gostaria de aproveitar aqui para mencionar brevemente um outro método por mim inventado, intimamente associado ao meu Método Espaço-Direcional, também voltado para o bem-estar de cegos e deficientes visuais, embora não tenha relação direta com a palavra falada, e sim com a palavra escrita.

No convívio de muitos anos com meus alunos cegos, em que meus deveres se prendiam mais especificamente à expressão vocal, me vi subitamente diante de um problema, de um desejo expresso pelos alunos que não se ligava diretamente à minha missão específica naquela instituição.

É que o método Braille de escrita tem um caráter imutável, impessoal, mecânico. Nele, não é possível imprimir ou distinguir a personalidade, como na escrita cursiva. Em vez de linhas, as letras são pontos organizados dentro de um espaço. Como a "leitura" é feita pelo tato, obrigatoriamente será sempre analítica, isto é, letra por letra. Em Braille, não é possível imprimir ou distinguir a personalidade de alguém.

Já a letra manuscrita é um traço de personalidade, um verdadeiro timbre, um sinete de quem a escreve. Isto é mais específico ainda quando se trata da assinatura. Esta é própria, pessoal, documentária. Talvez por isso alguns de meus alunos cegos manifestassem desejo de aprender a *escrever o próprio nome,* fazer a própria *assinatura.*

O fato de não poder assinar o próprio nome é sempre uma fonte de sofrimento para o cego. Afinal de contas, como a própria palavra indica, assinar é pôr um "sinal", um "selo" que marque a presença e a afirmação de uma individualidade.

Não poder assinar o nome é, de certa forma, uma impossibilidade de afirmação da pessoa, um estar ausente pela falta de uma marca individual. Foi por isso que comecei a considerar a importância do ensino da escrita ao cego, pelo menos no que se referia à própria assinatura, para ajudá-lo a alcançar mais respeito por si mesmo, mais consciência de sua dignidade e de sua autonomia.

Minha pesquisa de uma solução para atender a esse desejo partiu do próprio método que adotei para o ensino da expressão falada, isto é, o Método Espaço-Direcional Beuttenmüller.

No processo de experimentação, a ajuda dos cegos foi decisiva. A vontade de aprender a assinar o próprio nome levou-os a um esforço que permitiu que as linhas gerais do método fossem aprovadas na prática e as arestas aparadas, na medida do possível e do tempo de aplicação despendido.

A base deste método consiste em fazer com que o cego explore as linhas de sua própria fisionomia. Por meio dessa exploração tátil, ele é levado a associar as formas das letras cursivas do alfabeto às linhas do próprio rosto. Em seguida, com o auxílio de outros exercícios e práticas, aprende a transportar as letras para o papel.

Como não existem duas pessoas com fisionomias idênticas, o aprendizado das letras cursivas do jogo fisionômico empresta características próprias à letra de cada pessoa. A escrita fica sendo, assim, um verdadeiro espelho da própria fisionomia de cada um.

Realizado concomitantemente à utilização da escrita Braille e da sonorização fonética, este método não acarreta qualquer malefício ao aprendizado do cego. É importante dizer aqui que a aplicação deste método de escrita cursiva para cegos, baseado em meu Método Espaço-Direcional, não é reconhecida cientificamente.

Quanto aos resultados... Bem, o que é certo e verificável é que, por meio de trabalho persistente, determinação e força de vontade, algumas dezenas de alunos cegos aprenderam a assinar o próprio nome em letra cursiva. E eu fiquei muito feliz e orgulhosa por terem conseguido fazê-lo.

# BRAVÓ!

Mas chega de teorias. Voltemos à história de minha vida. Onde estávamos? Ah, sim. Eu lecionava no Instituto Benjamin Constant e percebia a dificuldade que tinham os cegos com a emissão da voz por medo do espaço que não viam. Por outro lado, não recebia de meus professores no curso de foniatria qualquer orientação sobre como proceder com deficientes visuais.

Assim, somando a minha intuição ao que aprendi no curso de ciências biológicas aplicadas à música, ao qual eu comparecera na Escola de Música, resolvi criar um Coral Falado, com o objetivo de dar ao cego não apenas noção de equilíbrio emocional como também de posicionamento das coisas no espaço.

Certamente todo cego de nascença já ouviu falar em pássaros. Mas é preciso que ele tenha a sensação do que é um pássaro, que forme um juízo o mais aproximado possível do animal assim denominado. O mesmo se dá com relação à cor. É necessário que ele tenha uma idéia de cor pelo sentimento. Ao pronunciar a palavra verde dando idéia de esperança ou de natureza, ele realmente identifica a palavra com o objeto de sua visão interior.

Não adianta dizer ao cego que o céu é azul, pois este continuará sem saber o que é céu, o que é azul. Da mesma forma, não adiantaria dizer: denominamos céu a sucessão de camadas atmosféricas etc. Nada disso adiantará se não transmitirmos ao cego o sentimento de azul e o sentimento de céu. E isto é um trabalho demorado, de paciência. Assim, pode-se ter uma idéia do trabalho necessário para que um cego consiga declamar um poema com os sentimentos que lhe quis dar o poeta ao escrevê-lo.

Após longos meses de ensaio, meu coral se apresentou pela primeira vez na Maison de France, no Rio de Janeiro. O espetáculo foi um tremendo e inesperado sucesso, e repercutiu em toda a imprensa.

Em 8 de dezembro de 1961, o Caderno B do *Jornal do Brasil* publicou a seguinte matéria, sob o título "Menina cega vê o mundo na poesia", que diz: "São 19 meninas e formam um grupo alegre. Elas são peritas em dizer e representar coisas, mas nunca viram as coisas que dizem e representam.

Essas meninas são cegas e quase cegas, alunas do Instituto Benjamin Constant, que aprendem a ver o mundo através da poesia que declamam.

As cores, a luz e os movimentos, que os olhos jamais puderam ver, ganharam novas dimensões no mundo escuro e limitado dessas meninas, quando aprenderam que pelas palavras e gestos poderiam substituir o prazer da visão.

A história desse grupo de declamadoras cegas é curta e se centraliza na figura de uma professora de dicção, Glorinha Beuttenmüller, que, há um ano, resolveu empregar a arte de declamar no trabalho de recuperar os cegos e amblíopes para a sociedade.

Hoje, com seis meses de trabalho sério e ensaios diários, o grupo já se apresenta em público nos teatros e na televisão com o maior sucesso. Os aplausos que recebe não são dados por pena ou para incentivo. São agradecimentos sinceros à arte que mostra.

A experiência de criar espetáculos com moças cegas e quase cegas ultrapassou todas as expectativas da professora Glorinha. As meninas, todas entre 6 e 18 anos, ganharam muito da confiança de que precisam para ter uma vida normal.

No palco, diante do público, elas se superam em cada apresentação. Aprenderam a dirigir o rosto com naturalidade em qualquer sentido e a gesticular graciosamente, dando ênfase aos versos que declamam. As poesias, em palavras suaves e gestos expressivos, ganham vida nas meninas que mal conseguiam andar e exprimir-se há bem pouco tempo.

Em *Tutu Marambá*, de Olegário Mariano, Maria da Glória, cega de nascença, surpreende o público com um canto delicado e terno e uma voz macia, que envolve a todos.

Em *Verso a Vapor, Romance da Moça do Solar, Horror a Gíria* e em quase todas as outras poesias, as moças vão mostrando, pouco a pouco, os recursos ilimitados que terão em pouco tempo.

O coral, a segunda e principal parte do programa, completa o espetáculo, mostrando afinal tudo aquilo que antes, nos solos, fora apenas esboçado.

Há movimento, desembaraço e naturalidade nas oito meninas que formam o Coral. Em diálogos com diferentes entonações de voz, o grupo chega quase à perfeição dos jograis. Nos movimentos, ora em conjunto, ora em fila, ora em roda e até em danças, há um pouco de teatro, e a poesia ganha uma nova dimensão plástica. A coreografia de *Manhã de Fuzilamento* e *Menina da Praça* é o melhor exemplo disso.

O mais importante de tudo, no entanto, é a felicidade das meninas cegas pelo contato com o mundo exterior através da arte. O prazer de expressar em gestos e palavras as coisas que nunca viram cria em cada uma delas o desejo de se aperfeiçoar mais e mais, superando tudo a que o grupo estava destinado.

Fora do palco, em dias comuns, essas meninas falam de namorados, cantam e divertem-se como pessoas normais de sua idade. Em suas brincadeiras, raramente há sinais de mágoa e tristeza, pois, para elas, o azul do céu é tão azul quanto as palavras o possam dizer, e o pássaro voa como as suas mãos podem representar — e isto basta."

Mas o *Jornal do Brasil* não foi o único a noticiar com estardalhaço a apresentação das meninas. Os vespertinos *A Notícia* e *Diário da Noite*, o *Jornal do Comércio*, *O Globo*, o *Diário de Notícias*, *O Jornal*, o *Correio da Manhã* e a *Tribuna da Imprensa* deram ao nosso Coral Falado o mesmo destaque que dariam a uma companhia de teatro estrangeira em visita ao país. As manchetes falavam por si: "Cegas usam vozes e gestos para representar movimento de coisas que nunca viram", "Ceguinhas vêem recitando", "Método de declamação dá aos cegos a noção quase real das coisas", "Coral Falado de oito cegas foi aplaudido de pé", "Cegos descobrem um novo mundo através da poesia", "Cegas enxergam a lua".

Em 14 de novembro de 1961, ao falar ao *Diário de Notícias*, ainda iniciando minhas pesquisas, disse que o meu trabalho estava em uma fase experimental, e que ainda não se podia falar em método, "mas apenas na tentativa de criação de um método capaz de minorar a cegueira através da arte de bem dizer".

"Nota-se perfeitamente que, à proporção que o cego aprende a dizer as coisas", prosseguia eu na matéria, "ligando as palavras o mais possível com a realidade, vai adquirindo um motivo de alegria interior jamais pensada. Para o cego, esse aprendizado é a descoberta de um novo mundo."

O Coral Falado foi minha prova de fogo, momento em que pus em prática e constatei a efetividade de meu Método Espaço-Direcional. Dali em diante, seria apenas questão de aperfeiçoá-lo, desenvolvê-lo até que chegasse ao alto estágio de maturidade que finalmente alcançou. Sob esse aspecto, minhas queridas meninas cegas foram "pilotos de prova" que testaram e comprovaram a efetividade da aplicação prática de minha teoria.

> "Como membro do Coral Falado, eu havia feito algumas apresentações em público. Mas aquela exibição na Maison de France foi a primeira vez em minha vida que me exibi para tanta gente. Foi assustador. O silêncio, vim a saber depois, é um indicador de que você conseguiu captar a atenção do público. Na hora, porém, me pareceu apenas um imenso e assustador vazio. Mas também foi gratificante. O aplauso é algo que só mesmo sentindo para se saber como é bom."
>
> *Virgínia Vendramini*, artista plástica.

# NO PALCO E NA ARENA

Foi a partir do sucesso do Coral Falado que meu trabalho começou a ficar conhecido, e passei a ser procurada por aqueles que dependiam da voz para trabalhar. Por essa época, eu já dava cursos de impostação da voz para o equilíbrio emocional na Rádio MEC, na Faculdade Santa Úrsula, na PUC, e na Fefierj, hoje Uni-Rio. A esta altura, todos os produtores de teatro do Rio de Janeiro tinham o meu telefone em suas agendas, de modo que não demorou muito até eu entrar em contato com os atores do Teatro de Arena.

Em meados dos anos 60, o Teatro de Arena era o que havia de mais moderno e revolucionário em termos de arte dramática no país, reunindo nomes como Sergio Britto, Ítalo Rossi, Paulo Autran, Tereza Rachel, Oduvaldo Vianna Filho, Glauce Rocha, Fernanda Montenegro, Cacilda Becker, Maria Fernanda, Sérgio Cardoso, Wanda Lacerda, Walmor Chagas, Jardel Filho, Milton Moraes, entre tantos outros monstros sagrados da dramaturgia brasileira.

O Arena era uma usina de jovens talentos em permanente atividade. Mas as sessões contínuas estavam pesando sobre as vozes dos atores. Fui chamada para analisar a situação, e qual não foi o meu espanto quando constatei que, apesar de enxergarem perfeitamente, os atores tinham os mesmos problemas que os cegos: falavam para dentro ou muito alto, não dominavam o espaço, não viam o global. Assim como os meus cegos, os atores do Teatro de Arena perdiam a voz porque não se sentiam como um todo: frente, lados e costas.

Autodidatas, intuitivos, bem-intencionados, mas às vezes completamente equivocados no que dizia respeito ao uso da voz, os atores do Teatro de Arena inventavam truques para contornar o problema, sem grandes resultados. Um desses "truques" era o tal do "poupar a voz na primeira sessão para dar tudo na segunda".

Ora, verbalizar é descarregar tensões. Se eu economizo, eu me desgasto por não ter descarregado. Resultado: os atores que se poupavam na primeira sessão estavam misteriosamente roucos na segunda, o que não acontecia com os que não se poupavam.

Além disso, os atores tendiam a esquecer que uma pessoa não é só frente. Tem lados e costas. Em síntese, não percebiam que a boa voz era resultado de um trabalho multissensorial.

Se o ator não assume bem a própria personagem, ele se perde vocal e corporalmente. É impossível falar só com a garganta. Falamos com o corpo inteiro. Numa cena dramática, por exemplo, onde se enfrentam inimigos figadais, é preciso buscar a voz no fígado. E isso só é possível imprimindo sentimento à interpretação.

Outra coisa importante é descobrir o modo de caminhar do personagem. Sem isso, é impossível representá-lo corretamente. É preciso sentir o que se pensa. Quem pensa e não sente é máquina. E os grandes problemas de voz são causados porque as pessoas querem virar máquinas.

É preciso desobstruir os canais sensoriais. Os atores não devem pensar só na técnica, mas também nos sentidos: corpo e voz sempre aliados. A palavra sai do corpo. Daí ser preciso sentir o envolvimento que essa palavra desenha no espaço. Daí ser preciso buscar a *gestalt* do texto.

A maior dificuldade que as pessoas encontram ao falar em público deve-se ao fato de não saberem olhar direito para a platéia. Mas, como já vimos, o princípio da comunicação é saber olhar, ver, enxergar. Geralmente, em busca de aprovação, os atores procuram o diretor da peça, o produtor, algum ente querido, e sobre este espectador (ou grupo de espectadores), descarregam a sua fala. Esquecem-se das outras cadeiras, inclusive das vazias, que estão vazias mas têm vivência, têm presença. Não se fala para um ponto, e sim para um todo. É preciso vivenciar todo o espaço.

A terceira dimensão, a perspectiva visual, é resultante da forma como os olhos estão dispostos em alguns animais, entre estes o homem. Segundo os biólogos, apenas uns poucos espécimes possuem tal tipo de visão que Oswald Spengler observa ser característica do animal de rapina: "Mas esse ato de fixação de dois olhos dirigidos para diante e paralelamente é equivalente ao nascimento do mundo no sentido da posse do mundo pelo homem — isto é, como um quadro, como um mundo diante dos olhos, como um mundo não apenas de luzes e cores, mas de distâncias em perspectiva, de espaço e de movimentos no espaço, de objetos situados em determinados pontos". *O homem e a técnica* (Edições Meridiano, Porto Alegre, 1941).

Marshall McLuhan, porém, crê que "longe de ser um modo normal de visão no homem, a perspectiva tridimensional é um modo de ver adquirido convencionalmente, tão adquirido como são os meios de reconhecer as letras do alfabeto ou de seguir uma narração cronológica". *The Gutenberg galaxy* (The New American Library, Nova York, 1969).

Seja como for, a verdade é que, assim como os cegos, os atores do Teatro de Arena pareciam não ter noção de tridimensionalidade. Berravam, mas não projetavam a voz. E isso não era recomendável, mesmo porque, como sabemos, a técnica de impostação de voz se traduz num abraço sonoro na platéia, num verdadeiro tato à distância. O erro dos atores era procurar falar alto demais, verticalizando a voz, congestionando as veias do pescoço, o que resultava em cansaço vocal e rouquidão.

Entre muitos vícios da fala, os atores ainda estavam presos à necessidade de falar alto para serem ouvidos pela antológica "velhinha surda da última fila", sempre mencionada nos livros e manuais estrangeiros. Ora, não existe velhinha surda na última fila, mesmo porque velhinhas surdas não sentam na última fila. E mesmo que fosse uma platéia inteira de surdos, não adiantaria gritar. Para falar para deficientes auditivos não se deve berrar, e sim iluminar a fisionomia e articular bem as palavras. O grito não tem direção, porque não tem argumentos. É um olhar sem ver. O grito é a voz aguda, sem freios.

Para projetar a voz adequadamente, é muito importante que o ator — ou qualquer outra pessoa que deseje falar para um público — consiga dominar o espaço através da visão. Para isso é preciso que ele tenha em mente que o espaço cênico divide-se em quatro regiões e três níveis: espaço global, espaço pessoal, espaço parcial, espaço sonoro, e nos níveis baixo, médio e alto.

A região espaço global é aquela que o ator deve alcançar com a própria voz, ou seja: todo o espaço cênico, incluindo a platéia. A região espaço pessoal é delimitada pela epiderme do ator e compreende todo o seu ser, da pele para dentro e de dentro para a pele. A região espaço parcial é aquela ocupada pelo corpo do ator. Sua extensão máxima ocorre quando ele estende braços e pernas, e a mínima, quando recolhe-se em posição fetal.

A região espaço sonoro compreende tudo o que se consegue extrair do espaço pessoal, ultrapassando o espaço parcial para atingir o espaço global. Neste momento, a voz deixa de pertencer ao emissor e passa a pertencer àqueles que estão assistindo ao espetáculo.

O olhar é imprescindível ao domínio do espaço global, pois é através dele que o ator detecta o núcleo sonoro, ponto para onde a voz deve ser direcionada de modo a envolver a platéia num autêntico "abraço sonoro".

O núcleo sonoro é o centro de percepção, o alvo da projeção da voz, o ponto de onde a voz deverá irradiar-se pelo espaço. Com o amadurecimento de sua percepção espacial e cênica, o ator acaba se tornando capaz de localizar facilmente este núcleo sonoro.

Para a perfeita emissão da voz, é fundamental que o ator não apenas tenha a percepção do núcleo sonoro, como também da direção intencional dada à própria voz. Daí a divisão da voz em três níveis direcionais.

O nível baixo inclui a região da cintura pélvica até os pés. Todos os sons emitidos com a utilização da percepção do nível baixo do corpo são os tons mais graves, aumentando ou diminuindo de acordo com a dimensão que lhes for dada. O nível médio localiza-se na altura do plexo solar, região que tem fundamental importância na energia da voz. O nível alto inclui os pulmões, a cintura escapular, os braços, os cotovelos, os antebraços e as mãos. Os sons emitidos com a utilização da percepção do nível alto são os mais agudos. No extremo superior deste nível temos a cabeça, importante zona de ressonância, pois nela encontram-se as saídas para os sons produzidos pelo aparelho fonador.

Mas, e o pescoço? me perguntarão vocês. O pescoço é uma parte do corpo que deve ser esquecida por quem fala. Costumo dizer: não faça de seu pescoço um "corredor polonês"! Ali estão localizadas as pregas vocais, e é por ali que passa o ar que respiramos. A finalidade desse "esquecimento" do pescoço é deixá-lo livre de tensões. A flexibilidade do pescoço influi na emissão vocal. Se estiver com o pescoço contraído, o ator terá de fazer muito mais esforço para emitir um grito, um choro, um gemido.

> "Hoje, posso falar em qualquer espaço, seja numa pequena sala de espetáculos, seja num teatro de dois mil lugares, graças ao método de Glorinha. Ela é a minha guru."
>
> *Irene Ravache*, atriz.

Os dicionários definem a impostação como o ato ou efeito de impostar, ou seja, emitir corretamente a voz. Simplificando, podemos dizer que a impostação consiste em um "abraço sonoro" no qual a voz assume vocalmente a mensagem a ser transmitida.

Para melhorar a voz é indispensável praticar regularmente exercícios de relaxamento, respiração e ressonância, dentro de uma coordenação fono-respiratória-ressonadora. Toda voz ouvida é um som vocálico produzido na glote e ampliado nas cavidades de ressonância.

A voz deve ser emitida sem esforço, naturalmente. Os órgãos vocais devem estar descontraídos, deve-se observar a posição correta da língua, manter o véu do paladar elevado e a mandíbula e os músculos do pescoço descontraídos. Observadas essas condições, alcançam-se maior sonoridade, clareza do timbre e projeção correta da voz.

A projeção da voz é proporcionada pelas vogais, que são sons puros, sem obstáculos. Por este motivo é que as vogais podem alongar-se ou abreviar-se, conforme a sua acentuação, seja aguda, grave, circunflexa. A vogal empresta cadência e ritmo, e pode ser clara, escura, enfim, ter todos os matizes que se desejar.

Para conseguirmos um trabalho produtivo com a sonorização das vogais, devemos fazer com que o aluno as emita de forma interjetiva, de modo a sentir a sua comunicação com o público. Por esse meio, vamos conseguir trabalhar, simultaneamente, a expressão vocal e a expressividade fisionômica e corporal.

Seguem alguns exemplos de vogais interjetivas:

> Admiração: Ah!
> Alívio: Ah!
> Espanto: Oh!
> Tristeza: Oh!
> Vaia: Uh!

Instigação: Ih!
Advertência: Eh!
Descontração: Eh!.

Cada som vocálico tem uma forma própria, interna e externa — de acordo com a posição dos lábios e da língua — que deve ser obedecida pelo profissional que tem a voz como instrumento. A maneira de usar os lábios, a abertura da boca, a posição da língua e do véu palatino, modificam a sonoridade de cada palavra emitida.

Mesmo que se use a forma correta de cada som, é necessário ainda saber lançar à platéia a voz emitida, para que alcance o núcleo sonoro desejado. Saber dirigir o fluxo sonoro da voz adequadamente é o mais importante: é através da voz dirigida que se consegue envolver a platéia. A voz do ator deve se propagar como as ondulações provocadas por uma pedra atirada num lago, em círculos concêntricos que se vão expandindo pouco a pouco.

Para isso, é necessário que o ator tenha sempre em mente a noção do espaço que quer atingir. A quem o ator dirige a mensagem? Em primeiro lugar, ao companheiro de palco com quem está dialogando. Mas a meta principal a ser atingida é o núcleo, o espaço global, a platéia. Por isso é que não pode esquecer nunca que, ao mesmo tempo em que dialoga com o colega no palco, a sua voz, a sua mensagem tem de ser percebida na platéia. A voz precisa ser emitida, portanto, visando duas metas: o espaço do palco e o espaço da platéia.

Para atingir a expressão vocal adequada, o ator terá sempre de assumir vocalmente o seu personagem. Para isso terá de estudar a psicologia do papel que está encarnando. No trabalho vocal realizado com as vogais, devem-se assumir as expressões fisionômicas correspondentes às emoções envolvidas, assim como todas as atitudes corporais adequadas. Dessa forma estaremos simultaneamente treinando a voz e a expressão fisionômica e corporal.

## Visão Interna e Visão Externa

Os atores devem trabalhar tendo a compreensão de que existem diferenças essenciais entre os vocábulos de visão interna e os de visão externa. Essas diferenças são percebidas por meio do desenvolvimento sensorial do ator.

São exemplos de vocábulos de visão interna palavras como amor, saudade, ódio, inveja, simpatia, carinho etc., ou seja, todas as palavras que exprimam sentimentos e volições.

São exemplos de vocábulos de visão externa palavras como mar, onda, cadeira, platéia, palco, cortina, gambiarra, cenário etc. ou seja, todas as palavras que designem objetos ou ações externas, tais como andar, beber, conversar, dormir, caminhar.

As palavras, tanto as de visão interna como as de visão externa, podem mudar de sentido de acordo com as circunstâncias, os sentimentos e as percepções que envolvam. As nuanças e mudanças de sentido, de afetivo para objetivo e de objetivo para afetivo, são objeto de trabalho do ator.

O ator deve treinar constantemente a sua memória visual-auditiva para que possa lançar o som no espaço com propriedade. O público tem memória da percepção auditiva, tem visão espacial, embora não tenha consciência dessa memória e nem dessa visão. Mas, se as palavras não forem lançadas adequadamente, ele *sente* que não recebeu a mensagem, sente que o ator não lhe transmitiu a forma.

Na união da voz e do corpo em trabalho simultâneo reside o equilíbrio cinestésico de que o ator necessita para emitir com perfeição a sua mensagem, transmitindo-lhe a forma.

"Glorinha é uma maga da voz. Ela fala a linguagem emocional e subjetiva do ator, e é capaz de dar respostas a todos os nossos problemas vocais, respostas estas que, para quem não é ator, nada significam. Mais do que uma terapeuta da fala, ela é uma médica da alma. Desde 1981, nunca mais fiz um espetáculo sem consultá-la previamente. Extremamente sensível, ela é mestra em 'encontrar a voz' do personagem. Glorinha teve uma importância vital em minha carreira e em minha condição vocal, que só é ótima por causa dela."

*Diogo Vilela*, ator.

A direção vocal interpretativa é uma técnica que permite que o ator identifique a coreografia sonora das frases, fazendo assim a montagem vocal do texto que irá interpretar. Este é um trabalho científico, sim, mas também de muita observação, de muita sensibilidade e intuição.

Além de ser uma técnica fundamental para que o ator encontre o seu personagem, a direção vocal interpretativa permite também identificar os pontos críticos do texto, palavras mal colocadas que podem levar ao colapso da voz do ator.

Certa vez, em uma peça, uma grande atriz de nossa dramaturgia perdeu subitamente a voz. Ao ser chamada para ajudar, perguntei-lhe em que trecho do texto ela sentiu os primeiros sintomas de rouquidão. Assim, vim a descobrir que, em dado momento, ao dizer a palavra "não", ela não subia a língua ao pronunciar o "n", que é um som linguodental, pronunciando-o com a língua para baixo e, assim, forçando a garganta. Resolvido esse pequeno detalhe, salvamos o espetáculo.

Fiz a direção vocal interpretativa de diversas peças de teatro, entre elas *Papa Highirte, A gaivota, Os filhos de Kennedy, A noite dos campeões, Gota d'água, Ópera do Malandro, Os veranistas, Nostradamus, Vejo um vulto na janela, me acudam que eu sou Donzela, Amor de poeta, Um caso de vida ou morte, Dona Xepa, O cortiço* e *De caso com a vida*.

Atualmente, a pedido de atores, promovo cursos de um dia de coreografia sonora do texto.

## A CAL

Em 1982, eu e o ator e diretor Sergio Britto fomos convidados pelo ator Eric Nielsen e pelo músico Gustavo Ariani para criar um núcleo de arte teatral em Laranjeiras, a CAL (Casa das Artes de Laranjeiras), um centro de treinamento de mão-de-obra para diversos setores das artes cênicas. Sergio recusou a proposta de sociedade por falta de tempo, mas foi seduzido pela idéia e se dispôs a colaborar. Eu também andava muito atarefada na época, mas consegui encaixar o projeto em minha agenda.

Tanto eu quanto Sergio Britto ministramos os cursos inaugurais daquela escola, que floresceu e deu ótimos frutos. Hoje, a CAL é uma escola consagrada e consolidada em seus propósitos. Embora eu já não esteja mais dando aulas ali, sinto-me honrada por ter sido escolhida como madrinha da casa e ter podido implantar o meu método lá. Entretanto, embora já não seja um dos professores a dar aulas regularmente naquela instituição, sempre participo com observações e sugestões. Por exemplo: batizei de "Mergulho Teatral" um curso que hoje faz parte do currículo regular da escola. Penso que foi a primeira vez que se usou o termo "mergulho" num curso de arte dramática.

"A criatividade e a emoção que imprime em tudo o que faz dão a Glorinha um lugar de destaque, alto e à parte, entre outros especialistas da mesma área. Eu poderia passar um dia inteiro falando sobre isso, mas o mais importante é dizer que ela nunca se nega ao socorro. Quando chega, o faz por inteira e toca você como uma mão divina, dotada de arrasadora intuição. E sempre põe o dedo na sua ferida."

*Fernanda Montenegro*, atriz.

## COMUNICAÇÃO NAS EMPRESAS

Durante muito tempo, insisti para que as empresas criassem setores de fonoaudiologia para darem assistência não apenas aos filhos de seus empregados, como também aos seus gerentes e diretores. A boa expressão é um requisito muito importante para o bom relacionamento profissional. Gerentes, vendedores, funcionários administrativos e, especificamente, gente de relações humanas, precisam saber como se dirigir aos subordinados de forma adequada. E vice-versa.

Em meados dos anos 80, fui convidada pelo empresário José Papa Júnior, presidente da Federação do Comércio de São Paulo, para orientar a comunicação verbal dos gerentes daquela instituição, bem como de funcionários do Sesc e do Senac, atividade que exerci durante alguns anos.

Um de meus trabalhos em empresas de que me orgulho foi o que fiz na Varig, em julho de 1973, logo após a queda daquele avião nas proximidades do aeroporto de Orly, em Paris, no qual morreram cem pessoas, entre elas o cantor Agostinho dos Santos, o senador Filinto Müller e a *socialite* Regina Léclery. Como é de se imaginar, o acidente mexeu com o emocional de todos os funcionários da empresa, que passaram a ter problemas de rouquidão.

A síndrome afetava especialmente o trabalho dos comissários de bordo, gente que, mais do que pilotos, diretores e outros funcionários da empresa, dependiam da voz para trabalhar.

Fui chamada para dar um curso de impostação de voz e logo pressenti a tensão no ar. Aqueles profissionais, que já são naturalmente tensos dado o tipo de trabalho que fazem, estavam uma pilha de nervos após o acidente. Pouco a pouco, porém, acabei desatando o nó na garganta coletivo que reinava na empresa.

Minhas aulas e palestras na Varig foram gravadas pelos funcionários e, ao fim do curso, dispensados os meus serviços, um dos comissários passou a ministrar aulas de dicção para os companheiros, baseado nessas fitas. Convém lembrar que isso só foi possível porque naquela época a profissão de fonoaudiólogo ainda não estava regulamentada.

Quatro anos depois, em 1977, fui chamada para dar aulas de dicção no Aeroporto do Rio de Janeiro S.A. (Arsa). Ao ouvir falar nisso, muita gente me pergunta se a Íris Lettieri, aquela moça de voz melíflua que anuncia as chegadas e partidas de vôos no Aeroporto do Galeão, foi minha aluna. Respondo sempre que não. Infelizmente, não fui sua professora. A Íris Lettieri é um talento nato e sua mãe é uma grande professora de dicção.

De 1961 a 2001, fiz mais de cem palestras em empresas e participei de inúmeros congressos, jornadas e simpósios de fonoaudiologia. Minha palestra mais recente eu a proferi para diretores do BNDES, e tinha como tema a "Arte do falar: ferramenta para um bom negócio", explicando para os diretores daquela instituição o modo correto de se portar e de se dirigir ao público.

Em 1972, participei do I Congresso Internacional de Odontologia, da Federação Brasileira de Odontologistas, para o qual fui convidada a fim de desenvolver um trabalho sobre o reequilíbrio da musculatura orofacial nas correções odontofaciais. Este trabalho teve repercussão no Brasil e no exterior.

Em outro congresso, organizado pela Sociedade Portmann de Otorrinolaringologia, apresentei um trabalho sobre voz e respiração, mostrando a importância da respiração para o tratamento de distúrbios da voz e da fala.

## telemarketing

Quando da implantação do primeiro serviço de *telemarketing* no país, o do extinto Banco Nacional, fiz uma adaptação de meu método para aquele tipo de atividade. Entretanto, como não tinha tempo de aplicar o programa, sorteei, entre os colegas que faziam parte de um grupo de estudos que estava desenvolvendo o meu método Espaço-Direcional, aquele que seria designado para a tarefa. A sorteada foi a fonoaudióloga Marília Costa, que até hoje trabalha com *telemarketing* em grandes bancos.

No início, os operadores de *telemarketing* eram recrutados em camadas mais humildes da população, o que dificultava a formação de profissionais realmente competentes, capazes de alguma proficiência no idioma português. Como disse a fonoaudióloga Marília Costa: "Foi o método de Glorinha que transformou operadores de venda por telefone em locutores, apresentadores e atores, melhorando o nível geral da categoria. Atualmente, a média dos operadores tem terceiro grau completo ou, ao menos, cursa uma faculdade. Não é incomum, aliás, encontrar operadores com formação em Fonoaudiologia."

De fato, o nível melhorou, mas os desafios continuam os mesmos: o operador de telefone da atualidade tem de aprender a cuidar da própria voz, a falar com delicadeza com o cliente e a representar cento e vinte papéis por dia... o que é muito mais do que se poderia exigir de um ator que treina o mesmo papel durante três meses para representá-lo apenas duas horas e meia por dia, repetindo a mesma rotina às vezes durante anos a fio.

O único meio de conseguir isso é usando a sensibilidade. Perceber o cliente através da voz é a chave para o sucesso de um operador de *telemarketing*. Além disso, a postura é fundamental.

Durante o seu trabalho, o operador deve manter-se sentado, ereto, sem curvar-se.

Uma pose desmazelada interfere de modo negativo na voz do vendedor, mesmo que não esteja sendo visto pelo cliente. Afora isso, como é um tipo de profissional que precisa manter-se sentado durante longas horas por dia, o cuidado com a postura pode ser a diferença entre o sucesso profissional e uma tremenda escoliose.

Assim como os atores, os operadores também precisam fazer um trabalho de montagem vocal do texto. É preciso que sejam orientados nesse sentido, para que sejam capazes de, literalmente, "enrolar" os clientes com uma lábia saborosa e sedutora. O cliente não pode respirar. O discurso do operador deve ser contínuo, fluido, sedutor.

Como afirma Marília Costa, "o operador deve manter sempre a 'peteca no ar' e saber sair na hora certa. E jamais deve se deixar abater quando a compra estiver a ponto de ser concretizada e, por algum motivo, o cliente mudar de idéia. Se o cliente que estava a ponto de morder a isca disser 'acho que vou pensar mais um pouco...', o operador deve responder com firmeza e sair por cima: 'Façamos o seguinte: amanhã ou depois, eu ligo novamente. A essa altura o senhor já terá pensado, *e eu tenho certeza* de que fecharemos nosso negócio...'"

É como sempre digo: voz é emoção. Para conseguir dar o abraço sonoro no público — no caso, no cliente —, o operador deve imprimir sentimento à própria voz. Em segundos, deve perceber a voz e o estado de espírito do interlocutor e imediatamente preparar o seu papel e responder com a voz adequada para cada situação.

## *Direita, Volver!*

Em 1977, em plena ditadura militar, fui convocada para dar aulas para comandantes de unidades do Exército Brasileiro. Hoje, a conversa telefônica com a pessoa que me procurou soa engraçada, mas, naqueles anos de chumbo, foi um diálogo extremamente delicado.

— Boa noite. Sou Fulano de Tal e estou ligando para falar com a Sra. Maria da Glória Beuttenmüller...
— Glorinha — interrompi.
— Como?
— É. Todo mundo me chama de Glorinha.
— Sra. Maria da Glória, estou ligando para convocá-la para uma missão de muita responsabilidade. Trata-se de dar aulas de oratória para os comandantes de unidade do Forte da Urca...

Não contive o aparte:
— Oratória? Mas eu não gosto desse nome, soa muito fora de moda. O que eu ensino é comunicação de massa.

Pressenti tensão do outro lado da linha.
— Sra. Maria da Glória... — ele titubeou. — Comunicação de massa é uma expressão comunista e, como tal, não deve ser pronunciada. Existem palavras que devemos evitar...

Aquilo não me caiu bem.
— Alto lá — disse eu, sem disfarçar o desagrado. — Não abro mão da expressão comunicação de massa, mesmo porque foi inventada por norte-americanos para definir um fenômeno cultural muito comum no mundo capitalista. Mas seria oportuno conhecer essas tais palavras que não devem ser ditas, para evitar gafes durante as minhas palestras...

Novamente pressenti desconforto do outro lado. E a resposta que veio pouco depois foi um primor de obscurantismo:
— Está bem, sra. Maria da Glória, verei o que posso fazer

quanto a expressão "comunicação de massa". Mas fornecer-lhe uma enumeração destas palavras está fora de possibilidade. A senhora há de entender: isto é informação confidencial.

    Aceitei a tarefa e me saí muito bem. A expressão "comunicação de massa" foi aceita e aplicada. Ao fim do curso, ofereceram-me um almoço maravilhoso, no qual conheci as esposas de meus alunos. Mas durante todo o tempo fiquei preocupada com o que dizia durante as aulas, com medo de pronunciar alguma daquelas palavras banidas que eu desconhecia e... e sei lá o que poderia vir a acontecer!

## PLIM-PLIM!

Entrei para a televisão por acaso. Quando morreu Heron Domingues — antológico locutor do "Repórter Esso", então em fim de carreira no jornalismo da Rede Globo — o âncora que o substituiria no "Jornal Internacional" (um jornal que passava mais ou menos na mesma hora do atual "Jornal da Globo") ficou completamente rouco. O médico com quem se consultou prescreveu que ficasse dez dias sem falar coisa alguma, mas ele não podia perder aquela oportunidade. Eu já o conhecia de longa data, primeiramente como meu aluno, na Rádio MEC, posteriormente como meu assistente na Fefierj, de modo que não foi por acaso que ele veio bater em minha porta.

> "Grandes repórteres e grandes apresentadores, tanto da Globo quanto de outras emissoras, passaram pelas mãos de Glorinha. Por ser uma pessoa com essa determinação de melhorar as outras, ela nunca se absteve de dizer exatamente o que achava do desempenho e das dificuldades de cada um. Muitas vezes o aluno não gostava de ser desnudado pela professora, mas ela nunca se intimidou com isso. Glorinha sempre fez questão de pôr o dedo na ferida, naquele ponto fraco que requer maior atenção por parte do aluno. Glorinha é uma fonte de energia pronta a ajudar outras pessoas."
>
> *Sérgio Chapellin*, jornalista.

A estréia deste rapaz foi muito bem-sucedida e não demorou muito para que ele se tornasse âncora do maior programa jornalístico da casa, o "Jornal Nacional", cargo que ocupou durante décadas ao lado de Cid Moreira. Sua rápida recuperação também determinou mudanças em *minha* vida profissional, uma vez que, naquele mesmo dia, fui convidada para trabalhar na emissora.

A princípio, recebia semanalmente em minha casa nove editores, a quem dava orientações gerais. Posteriormente, passei a assessorar jornalistas, apresentadores e repórteres pessoalmente.

Em pouco tempo estava visitando as sucursais regularmente. Ia a São Paulo e Brasília a cada quinze dias, visitava Belo Horizonte uma vez por mês, e a cada dois meses dava atendimento aos jornalistas da redação no Recife. Posteriormente, quando comecei o meu trabalho de unificação da pronúncia "global", passei também a visitar as emissoras afiliadas. Mas isso é conversa para um pouco mais tarde.

Logo me dei conta da linguagem do novo meio. Televisão é transparência. É também sensibilidade e intimidade. Nada de falar alto demais ou fazer gestos impróprios. Diante das câmeras, tudo é magnificado. A televisão chega a aumentar uma pessoa em até quatro quilos, e amplia tanto os nossos defeitos quanto as nossas qualidades.

A televisão exige o desenvolvimento da sensibilidade, porque televisão é transparência. Neste caso, ser transparente quer dizer falar com o corpo inteiro. De que forma? Em primeiro lugar, temos de controlar os nossos pés. Precisamos sentir a firmeza dos nossos pés no chão. Além de sentir os pés firmes, precisamos também sentir o cóccix, ter consciência dele na base de nossa coluna vertebral. Também é preciso sentir o próprio umbigo, que é a nossa primeira cicatriz.

Se falamos com o corpo inteiro, é importante lembrar que nossas costas representam o nosso passado. O umbigo é nosso presente, e a largura do ombro é a nossa abertura para o futuro.

"Quando os primeiros repórteres de vídeo começaram a aparecer em nossos telejornais, sentimos a necessidade de alguém que orientasse a formação deles para que falassem bem e com naturalidade. Trabalhar com Glorinha, nos anos de implantação do jornalismo na Rede Globo, foi um aprendizado constante e um grande prazer para mim. Além de fonoaudióloga, ela já tinha sido responsável pela direção vocal interpretativa de várias peças de teatro. E mais: tinha o seu próprio método, o Espaço Direcional, muito baseado na sensibilidade. Aliás, sensibilidade foi a palavra decisiva na relação dela com o telejornalismo."

*Alice Maria*, jornalista.

Para ser bem recebido pelo telespectador, a postura é fundamental. Rígido, você parecerá estar armado, duro como um Tarzã. E Tarzã não fala, grunhe. Recostado, transmitirá distanciamento. É como se estivesse desdenhando do ouvinte.

Na televisão, boa voz é aquela que transmite intimidade. Eu sempre digo aos meus clientes que, na tevê, nossa voz deve ter um tom de confidência. E por que tom de confidência? Porque quando se faz uma confidência — e só fazemos uma confidência quando temos confiança — os ouvidos ficam abertos para recebê-la. Passa a haver interesse.

Cada tipo de locução tem uma técnica e uma postura próprias. A narração do repórter pode ser participante, mais quente, até mesmo emocional, desde que sem exageros. Já o locutor de noticiários deve conservar um certo distanciamento. Ele não precisa viver a tragédia do terremoto ou do incêndio que narra, embora não deva narrá-la com o mesmo tom da notícia de uma festa, tampouco com o sorriso que pode sublinhar a narração de um fato pitoresco.

"Comecei a ter aulas com Glorinha em 1985, indicado por Armando Nogueira. Nessa época, estava saindo do jornalismo impresso para a televisão, na Rede Globo. Eu tinha dois problemas: comia a última sílaba das palavras e tinha a fala nasalada. A orientação de Glorinha Beuttenmüller foi muito importante para minha carreira e para toda uma geração de jornalistas. Ela não é só uma fonoaudióloga, ela sabe como treinar para a TV. Ainda escuto a sua voz na minha cabeça: 'Não grite, fale baixo. Apresente-se de gravata, barba feita e unhas impecáveis. Jamais esqueça que você está entrando na casa de milhões de pessoas. Nem sempre você é bem-vindo. Seja educado, gentil, fale num tom natural. Faça de conta que o vizinho o convidou para tomar um café depois do jantar...' Nunca mais esqueci destes preceitos."

*Paulo Henrique Amorim*, jornalista

Também diferentes entre si são as técnicas de locução e a postura de narradores, comentaristas, apresentadores de programas e entrevistadores. Dos entrevistadores, por exemplo, exige-se um diálogo fácil, coloquial, com uma dicção desprovida de qualquer artifício. E uma técnica de abordagem objetiva, além de uma grande capacidade de comunicação e nenhuma pose. A estrela do espetáculo é o entrevistado. O entrevistador deve brilhar pelo profissionalismo, pela sagacidade, pela simpatia, pela maneira correta de estabelecer o nível de entendimento para o diálogo.

Comunicação de massa é envolvimento. O povo não quer saber de termos difíceis. É preciso que a pessoa sinta a imagem de cada palavra e transmita a melodia sonora desta imagem.

A locução em TV exige uma técnica diferente da que é usada no rádio. Em televisão, o ideal é o casamento harmonioso de ima-

*Arquivo pessoal*

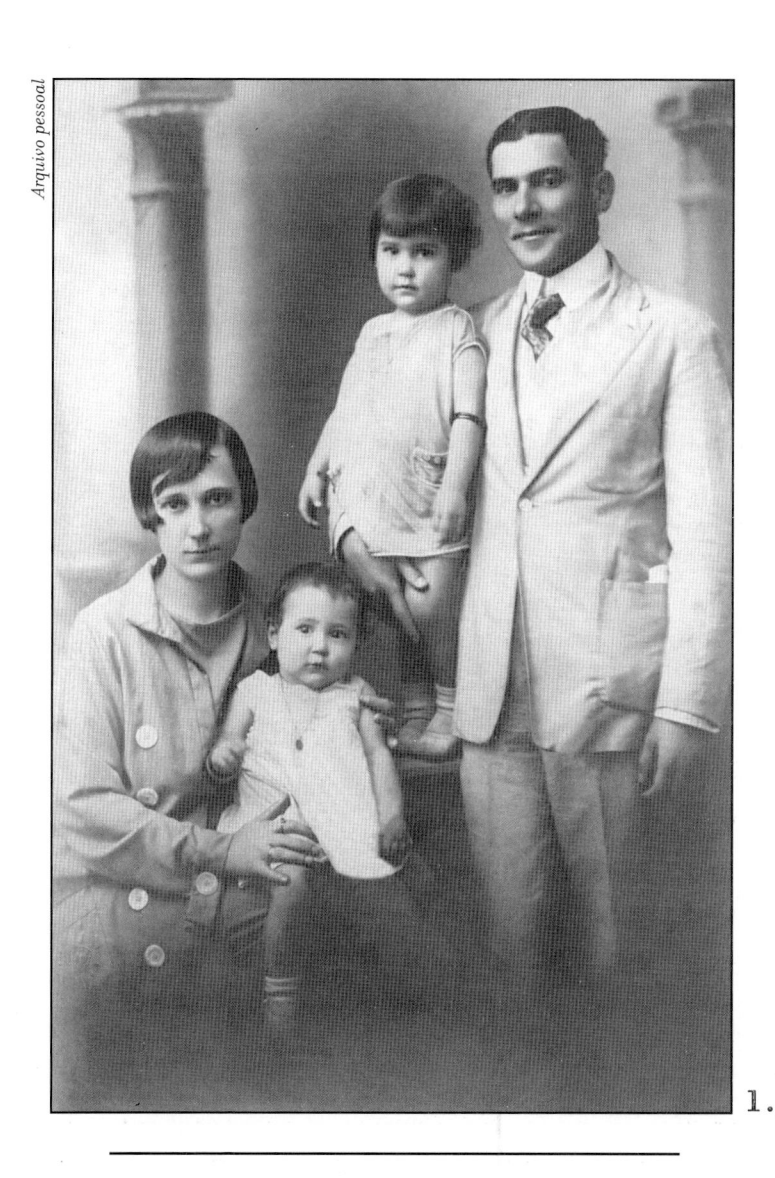

1.}

**1.** Meu pai, Gustavo Beuttenmüller, minha irmã, Maria Tereza, e minha mãe, Laura, comigo no colo.

{2.

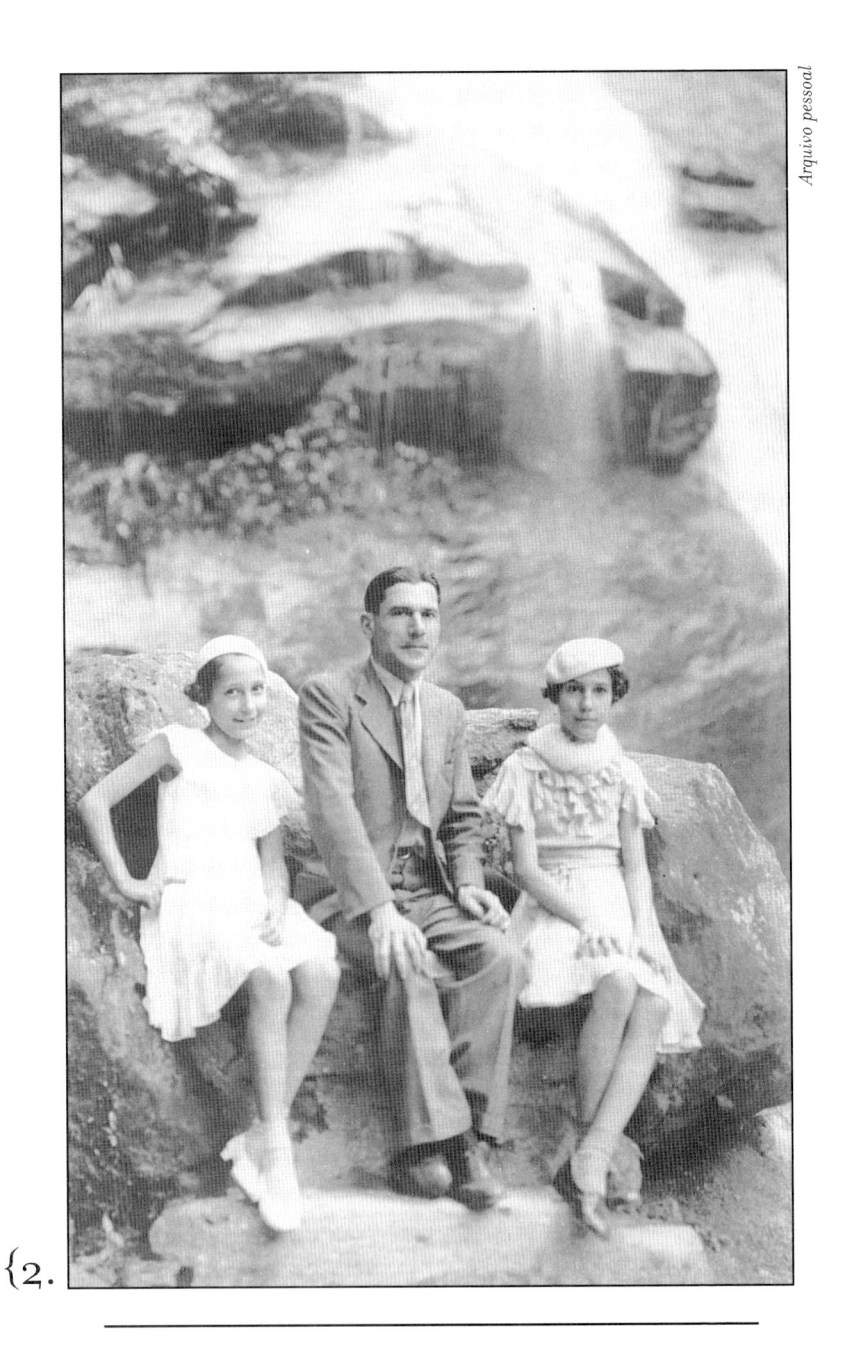

**2.** Eu, meu pai e minha irmã em passeio à Cascatinha, no Alto da Boa Vista.

*Arquivo pessoal*

3.}

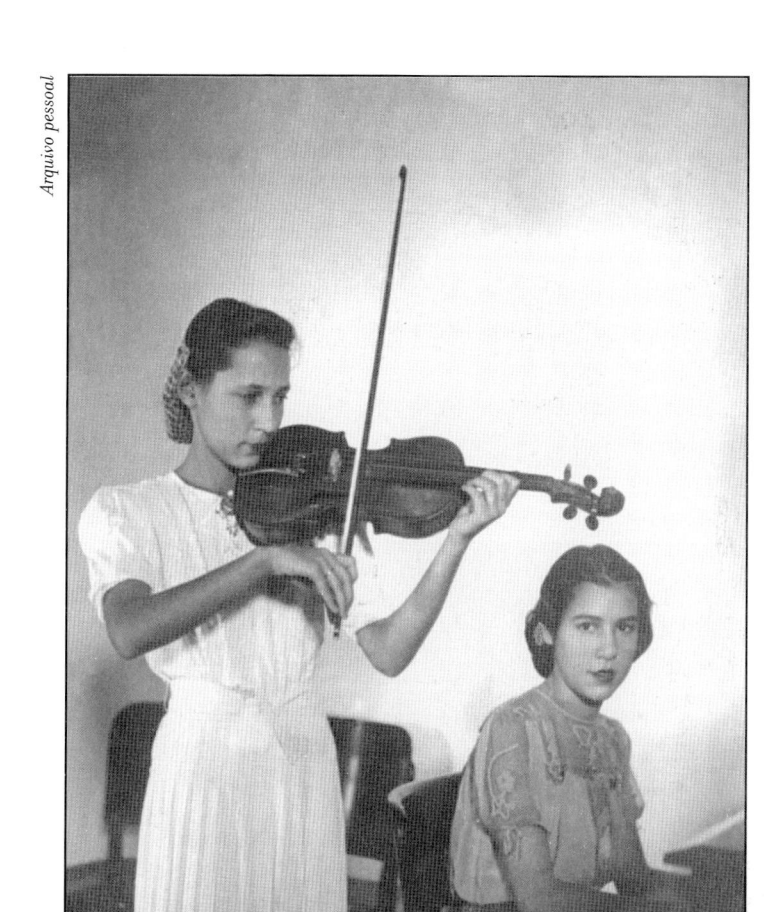

**3.** Eu, ao violino, e minha irmã, ao piano, na Feira de Amostras, ocasião em que a televisão foi demonstrada pela primeira vez no Brasil.

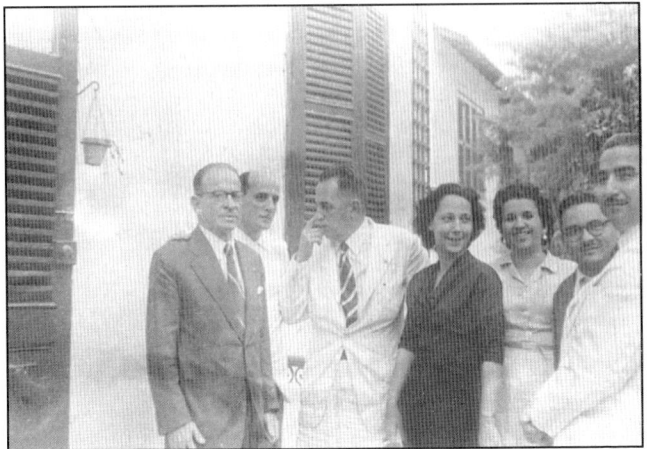

*Arquivo pessoal*

{4.

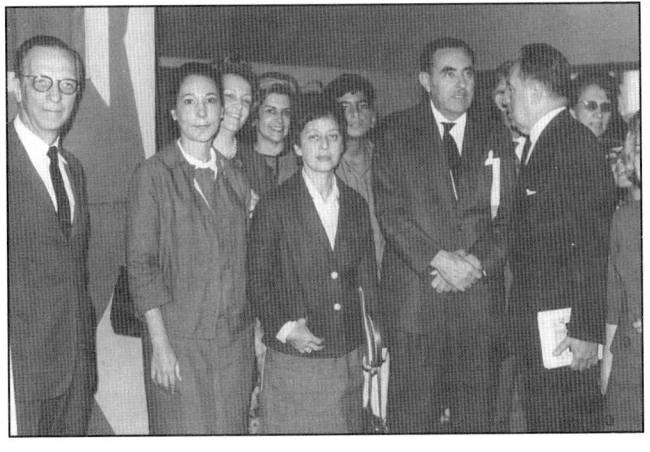

*Arquivo pessoal*

{5.

4. Eu, na época em que era declamadora, com os poetas Menotti Del Picchia, Sílvio Moreaux, o escritor Malba Tahan, o poeta Áureo de Mello e sua esposa, Teresa 5. Meu "padrinho profissional", Orlando Calaza, eu, Maria Clara Machado – então diretora da Fefierj. Com o livro na mão, o escritor Malba Tahan.

6.}

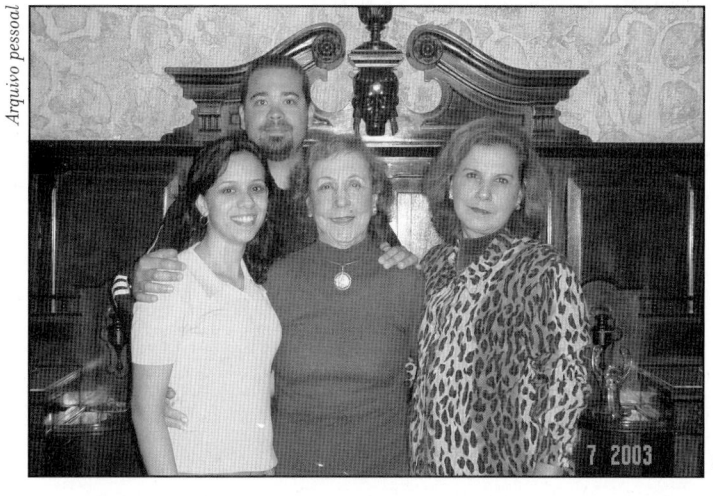

7.}

**6.** Meu neto Gustavo com sua esposa Fernanda, minha neta Gabriela e sua filha, Bruna Luiza **7.** Minha neta Vanessa, minha filha Vânia e meu neto Gustavo.

{8.

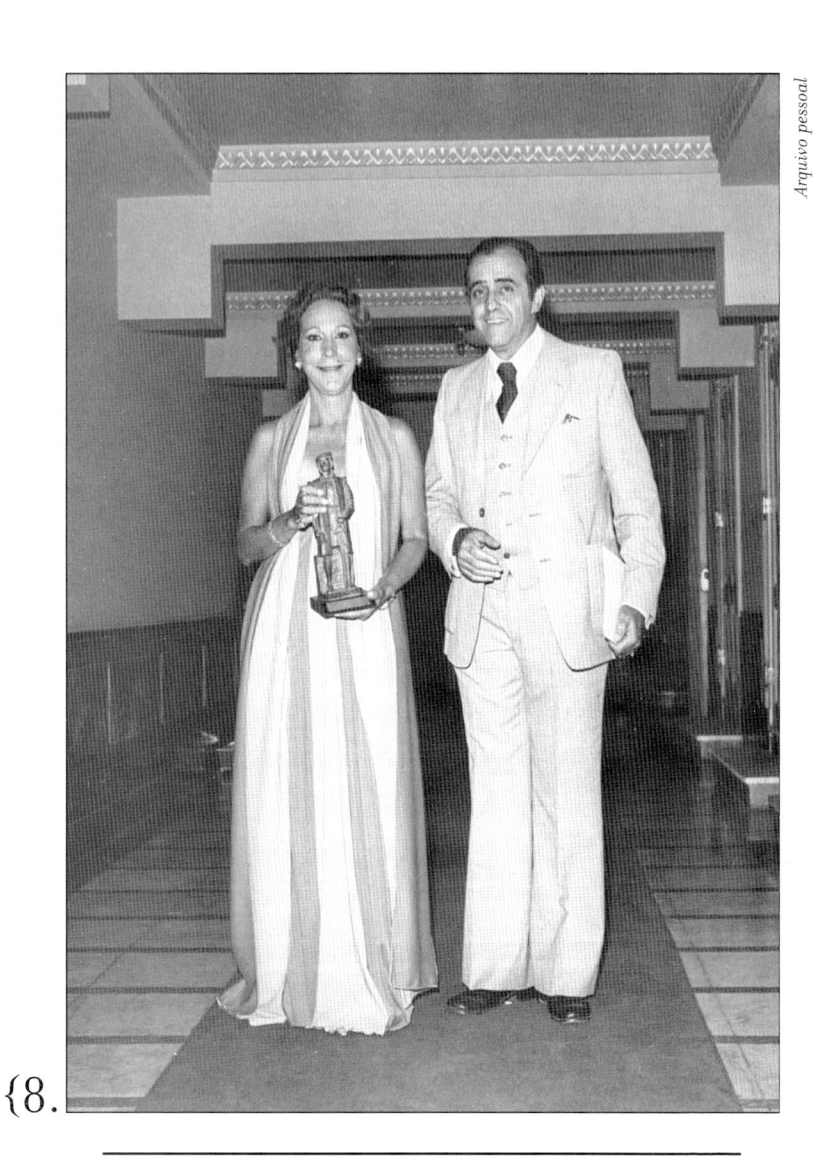

**8.** Durante a entrega do Prêmio Estácio de Sá, no Teatro Municipal, ao lado de meu padrinho, o ator Mauro Mendonça.

*Arquivo pessoal*

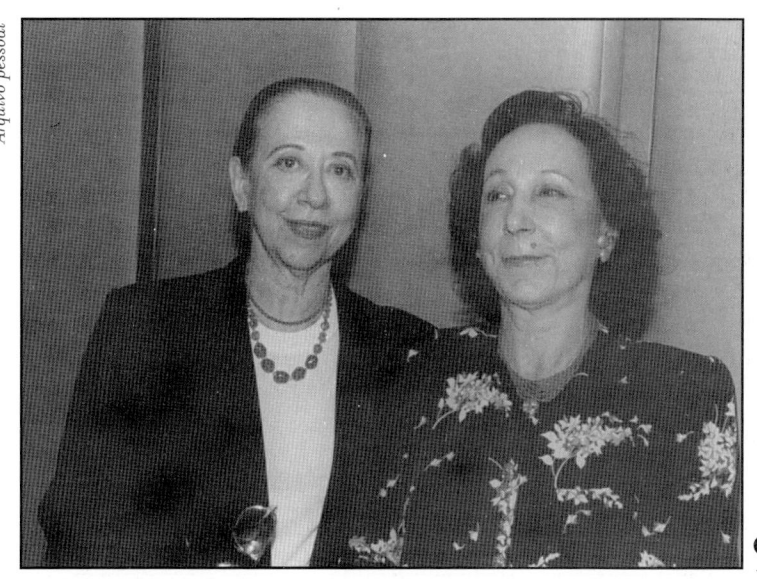

**9.** Eu e minha grande amiga Fernanda Montenegro.

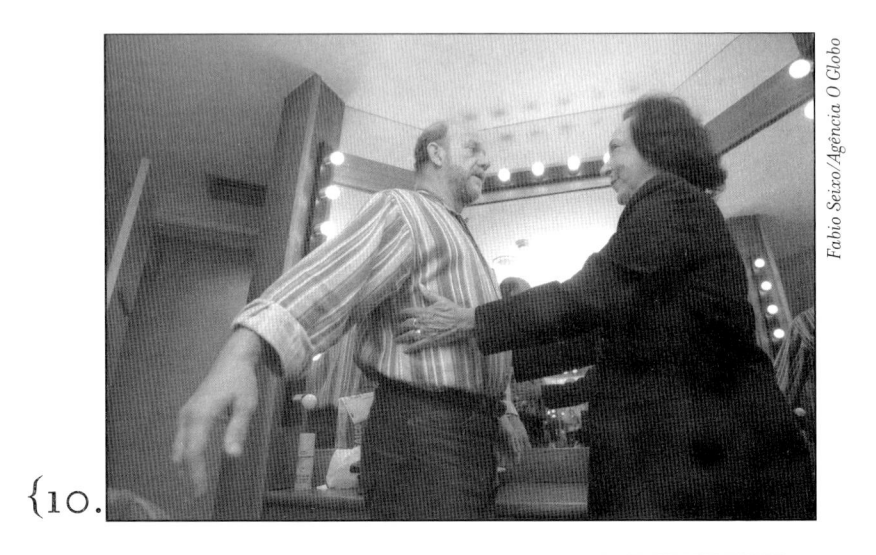

**10.** Eu e Cecil Thiré no ensaio da peça *Nostradamus*, de Doc Comparato, no CCBB-RJ.

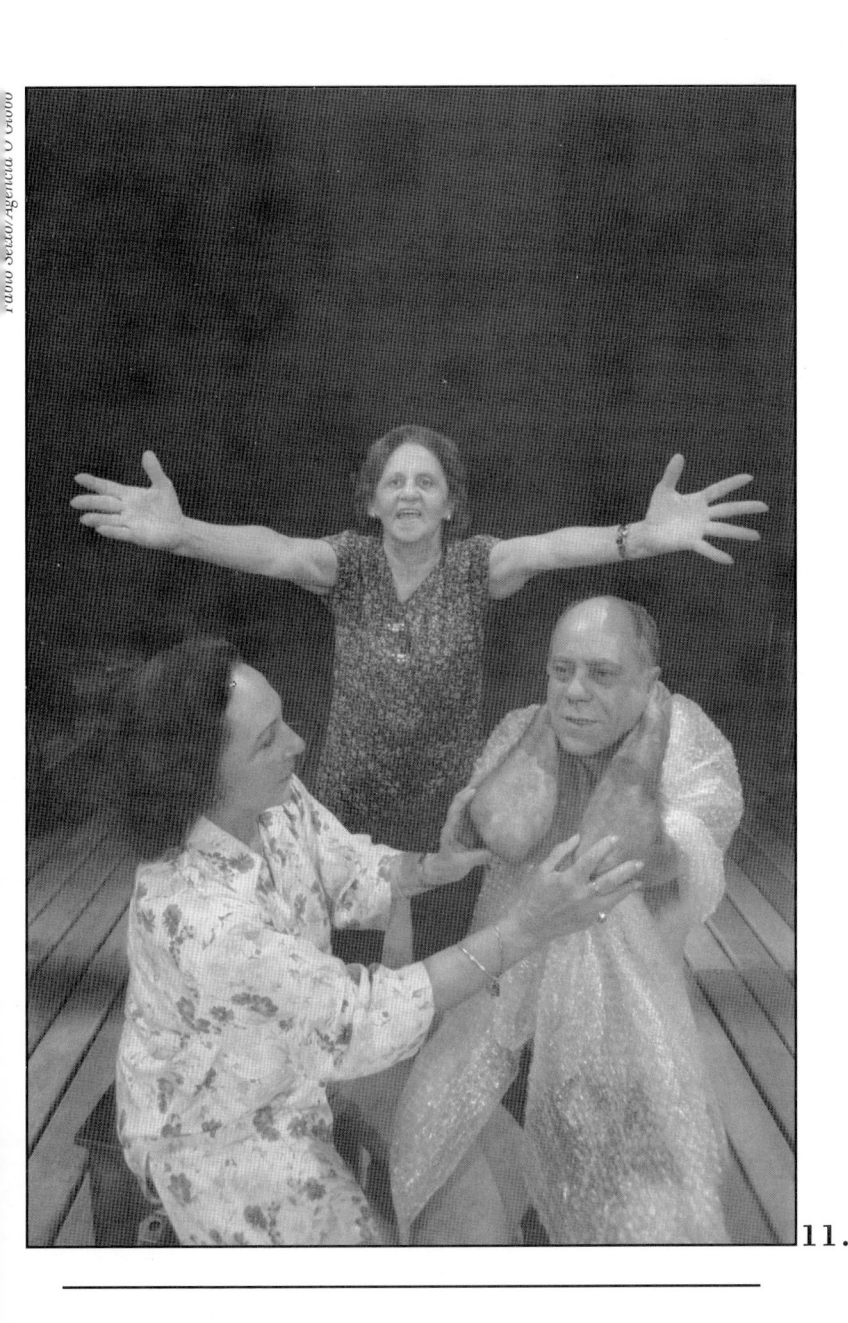

**11.** Eu, Laura Cardoso e Tonico Pereira, também em *Nostradamus*.

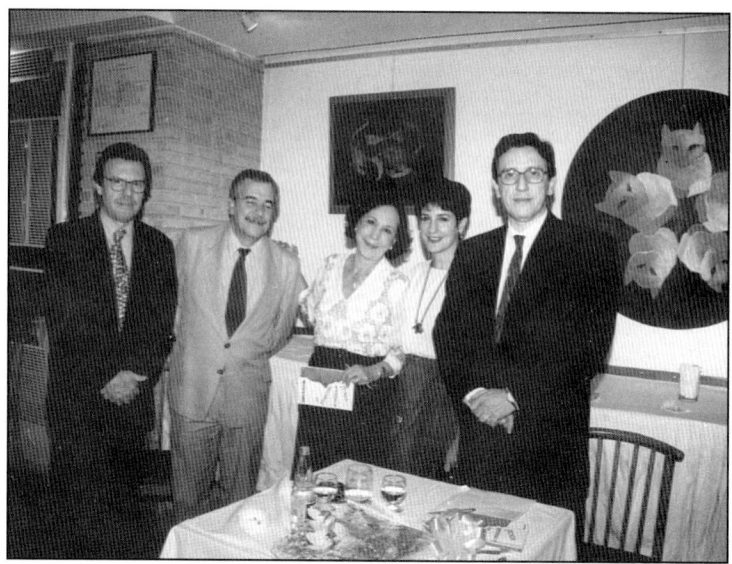

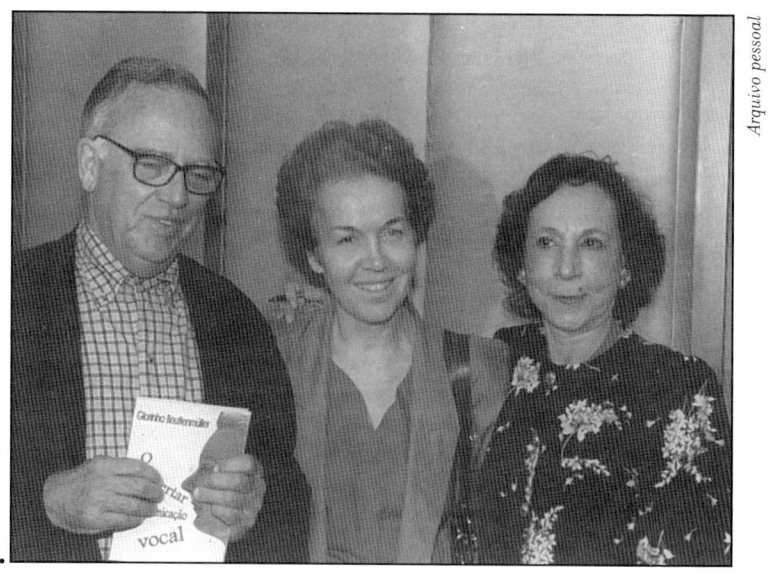

**12.** O jornalista Carlos Marchi, o político Alexandre Cardoso, eu e os jornalistas Mônica Waldvogel e Álvaro Pereira **13.** Eu, Armando Nogueira e Alice Maria no lançamento carioca de meu livro *O despertar da comunicação vocal*.

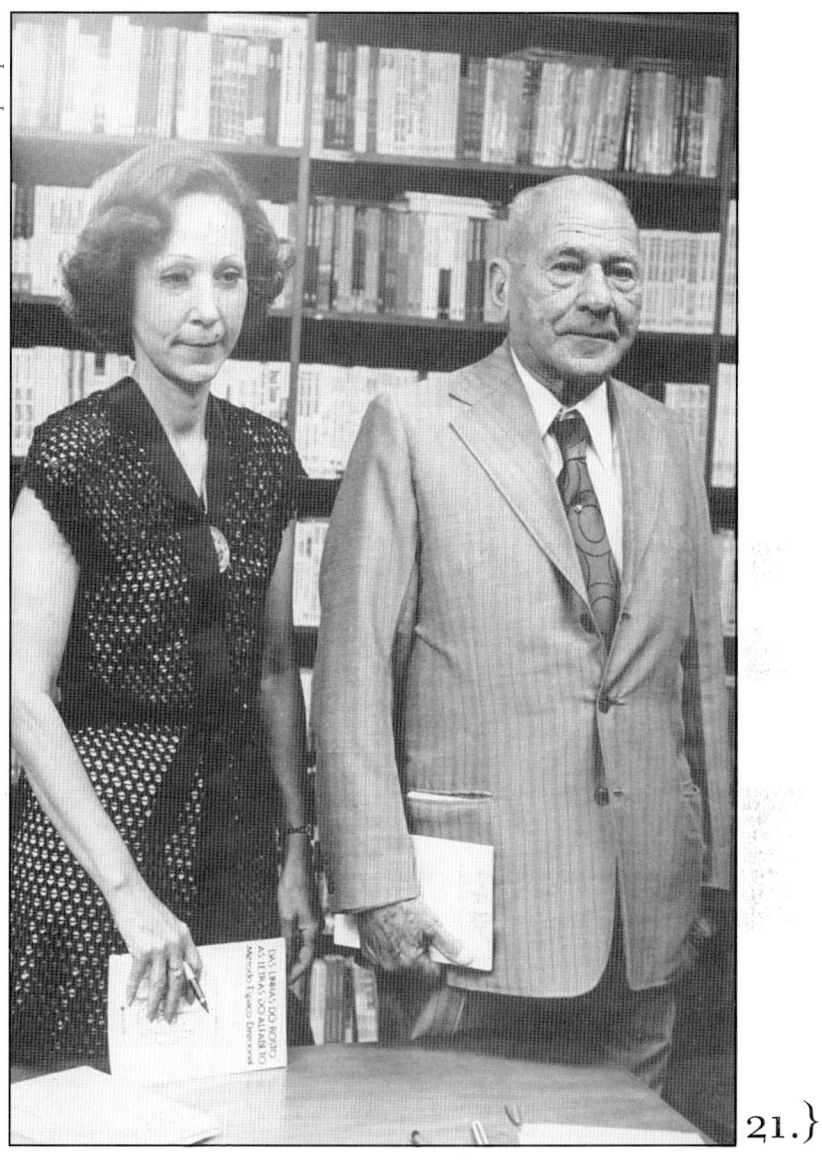

**21.** Eu e meu pai, Gustavo Beuttenmüller, no lançamento do livro *Das linhas do rosto às letras do alfabeto*.

Ms. Glorinha,

A apresentação foi o máximo! Os problemas com o som foram resolvidos e já a partir da quarta música consegui cantar tranquilamente e no final já atingia todos os agudos.

V. sabia q. v. é muito famosa? E muito querida também! ♡ Espero que goste do meu disco solo. Vamos trabalhar juntos no futuro? Ainda estou um pouco exausto por causa do show — telefono semana que vem p/ lhe contar de sexta-feira (a pedidos por exigência do público). Não estou mais rouco. ♡

Obrigado, seu amigo

R. Russo.

{22.

---

**22**. Uma cartinha carinhosa do querido e saudoso Renato Russo, após a estréia de seu *show* no Metropolitan do Rio de Janeiro.

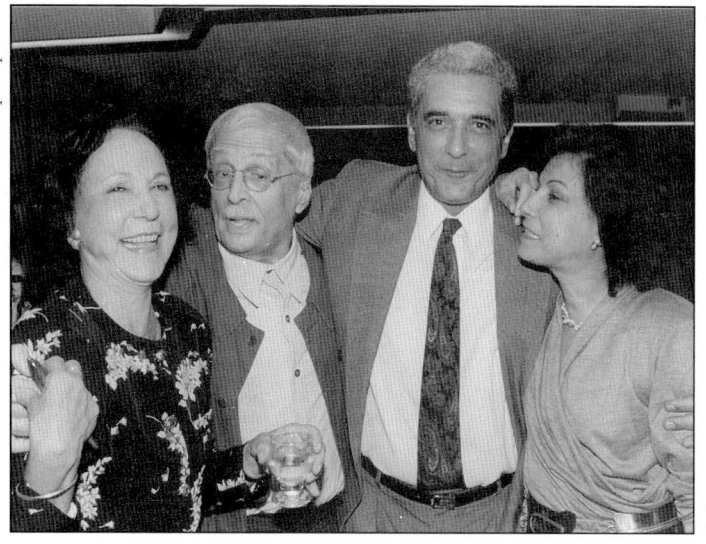

**14.** Momento de felicidade: eu, Sergio Britto e meus filhos Vânia e o inesquecível Antonio Frederico.

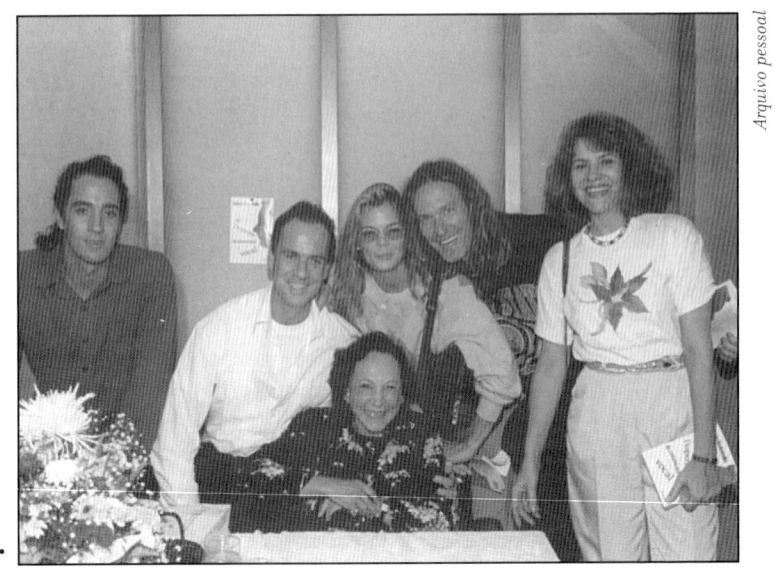

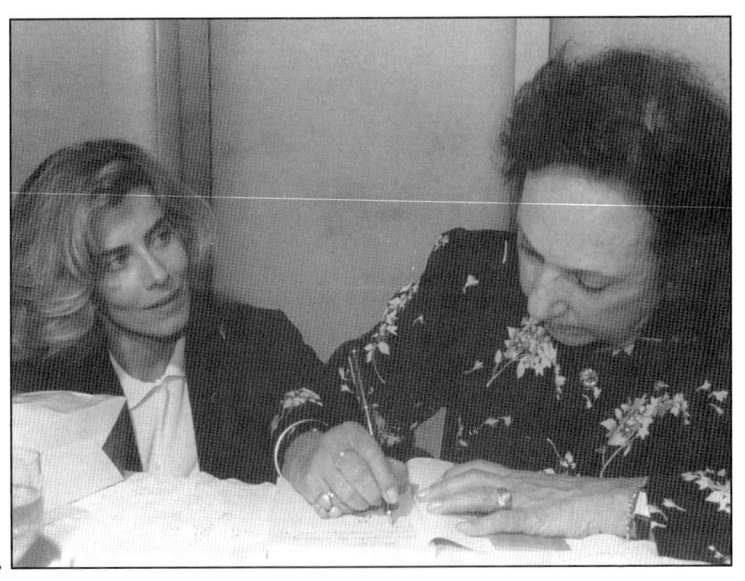

**15**. Eu e um grupo de atores no lançamento de meu livro *O despertar da comunicação vocal*: Marcelo Brou, Luiz Fernando Guimarães, Alexia Dechamps, Eduardo Dussek e Sylvia Bandeira **16.** Eu e a bela Maitê Proença.

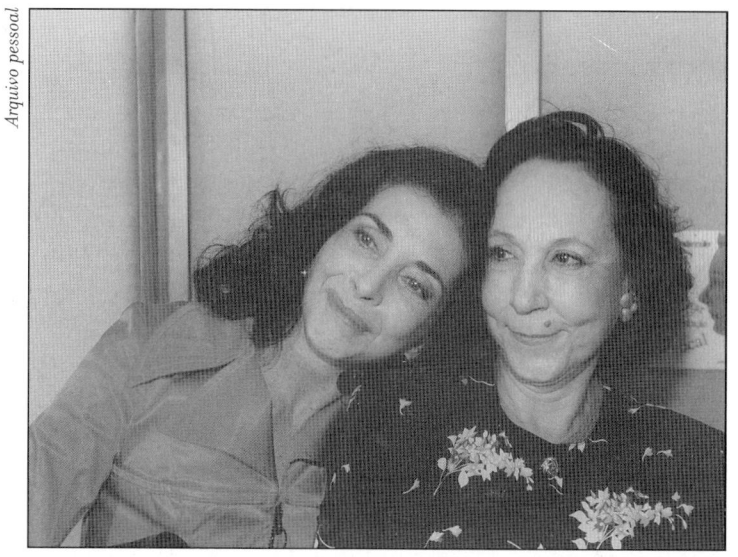

17.}

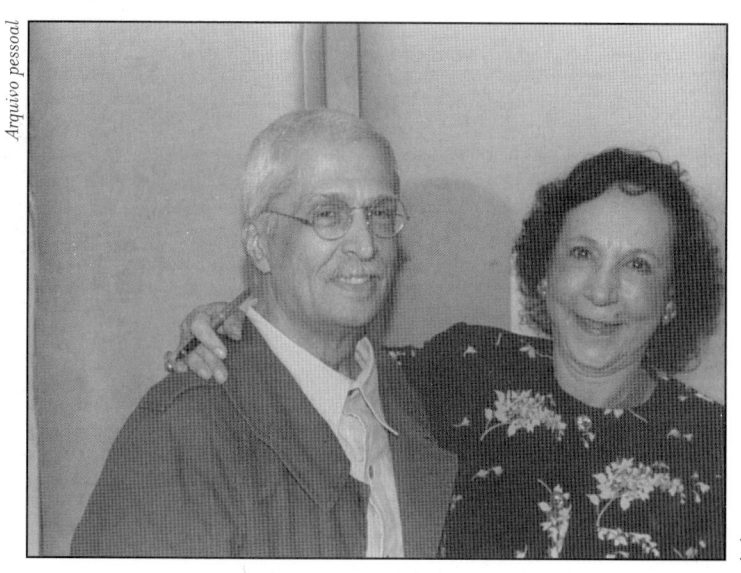

18.}

**17**. Eu e Betty Faria no lançamento de meu livro *O despertar da comunicação vocal* **18.** Eu e meu amigo de paz e guerra, Sergio Britto.

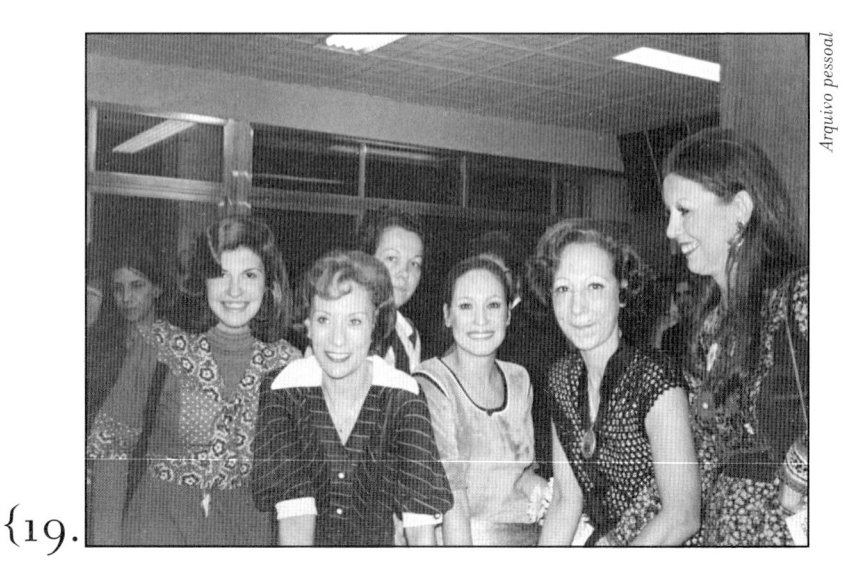

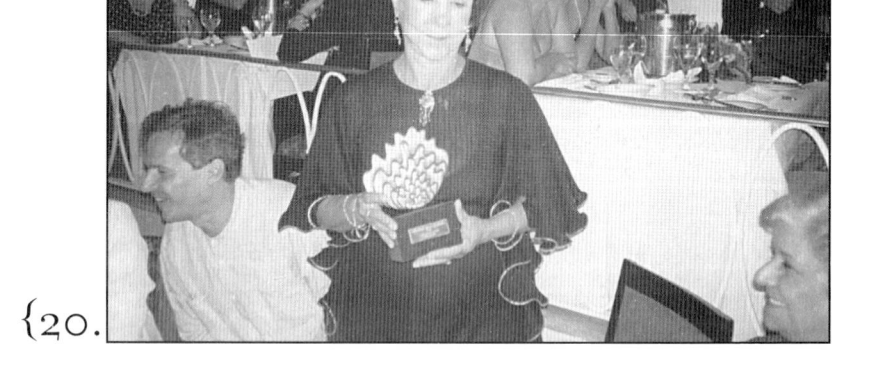

**19.** Cecília Portugal, Wanda Lacerda, Alice Maria, Susana Vieira, eu e Maria Helena Kropf, no lançamento do livro *Das linhas do rosto às letras do alfabeto* **20.** Eu durante a entrega do Prêmio Shell no Copacabana Palace.

gem, som, cor e movimento num mundo de tempo e espaço. No espaço está a imagem, o som. E o tempo é a duração, a persistência da imagem e do som na percepção do espectador. Para que essa percepção seja harmoniosa, é necessária uma perfeita interação entre texto e imagem.

Há uma distinção entre ritmo e velocidade, como se pode ver até mesmo na definição das duas palavras no dicionário. Velocidade é a relação entre um espaço percorrido e o tempo do percurso. Ritmo é um movimento ou ruído que se repete, no tempo, a intervalos regulares, com acentos fortes e fracos.

A velocidade, portanto, é a medida de um espaço percorrido, seja ela contínua ou descontínua. Quanto ao ritmo, refere-se principalmente às pausas, aos prolongamentos e acelerações, aos acentos, à divisão e distribuição desses recursos ao longo do espaço sonoro.

A velocidade da fala, isto é, a sua duração no tempo, varia em função da emissão silábica permitida pela própria língua que se fala. Existem diferenças fundamentais nas possibilidades de emissão silábica entre um e outro idioma. O francês, por exemplo, permite uma velocidade quase três vezes maior do que o português.

A velocidade ideal da emissão silábica é aquela que proporciona ao ouvinte a perfeita compreensão daquilo que está sendo dito. Se acelerarmos a emissão visando transmitir um maior número de palavras, a percepção ficará comprometida.

O tempo normal de emissão corresponde mais ou menos ao seguinte: cada trinta e dois toques no texto correspondem a dois segundos de locução. A locução, entretanto, não pode ser estritamente linear. Isto é, não deve obedecer rigorosamente a essa média.

" Ao contrário do ator, que já nasce com vocação para o palco, o repórter que vai para o vídeo é, na maioria das vezes, uma pessoa comum, que precisa aprender a falar com naturalidade diante da câmera. Para isso, tem de vencer as suas deficiências, os seus medos. E a Glorinha, com seu talento, fez e faz isso muito bem. Cada pessoa é um caso. Foi assim que a Glorinha sempre trabalhou e é por isso que ela tem um papel único, pioneiro, na história do telejornalismo no nosso país."

*Alice Maria*, jornalista

Há uma diferença fundamental entre texto escrito para ser lido e texto escrito para ser falado. A percepção do texto escrito é visual, e de acordo com a habilidade de leitura de cada um. O texto tanto pode ser apreendido em palavras, em frases, quanto em períodos. Além do mais, quando o leitor não consegue perceber o sentido da primeira leitura, pode voltar ao texto quantas vezes quiser, até compreendê-lo.

Na locução, essa percepção é auditiva. Os símbolos utilizados são sonoros e não visuais. Por isso é que um texto a ser falado terá de ser adaptado, não poderá ser idêntico a um texto de jornal impresso. Na locução, existe o problema da "melodia", do "ritmo", que é próprio da linguagem falada. Pode-se sempre mudar a ordem das palavras em função da locução, sem modificar o sentido do conteúdo.

Nos Estados Unidos, a percentagem de aproveitamento — leia-se "entendimento" — de uma mensagem em um jornal de TV é de dez por cento do que é emitido. Isto quer dizer que somente a décima parte da mensagem emitida é realmente assimilada pelo público. Ainda não conheço resultados de pesquisa sobre o assunto no Brasil, mas a percentagem também não deve ser superior à dos norte-americanos.

A pontuação é de grande importância, não só no texto escrito, como também na sua verbalização. A pontuação fornece as pausas, indica o sentido, pergunta, afirma, enfatiza, deixa em suspenso, finaliza. É necessário, entretanto, que se faça a distinção entre a pontuação de um texto escrito e a de uma locução. A locução tem as suas próprias pausas, o seu próprio ritmo, diferentemente do texto escrito.

Às vezes, uma simples vírgula no meio de um texto pode levar o apresentador a fazer uma pausa não adequada que quebra o ritmo da locução. Por isso é que se torna necessário que o redator tenha uma noção das regras da palavra falada, da comunicação oral. Em um jornal impresso, o que vale é o caractere, a notícia sem movimento. Na televisão, porém, a notícia é imagem, som, cor e movimento.

A pontuação gramatical indica a divisão e a arrumação das palavras. A pontuação expressiva indica a divisão dos pensamentos. Quando falamos para televisão, não devemos ficar presos à pontuação gramatical e sim à ordem dos pensamentos e dos sentimentos que têm o poder de realçar os valores e as experiências da vida. Nada pode ser dito sem sentimento.

Além disso, a frase deve ter sempre um arredondamento natural, um envolvimento, o que somente se consegue com uma pontuação expressiva. Em nenhum caso uma palavra com uma consoante final deverá ser separada da palavra seguinte, mesmo que o editor tenha colocado a vírgula.

Estou de acordo com o que disse Woile: no rádio é possível valorizar os advérbios, os adjetivos, porque o sentido pode ser dado através da ênfase, da sutileza, dos subentendidos. Na televisão é diferente: vê-se e ouve-se. A televisão estabelece um diálogo com cada espectador. E este diálogo tem de ser direto, imediato, e com a mesma rapidez da imagem que está sendo exibida.

Na elaboração do noticiário, a importância e o alcance da notícia deverão ser discutidos. Contudo, em qualquer caso, o texto, a mensagem, deverá ser o mais simples possível. O telejornal é dirigido tanto ao operário quanto ao empresário que, ao chegar em casa à noite, quer descansar. Quando o espectador senta-se diante da TV para assistir ao jornal, não quer ter mais trabalho mental.

O trabalho mental cabe, portanto, àqueles que preparam o noticiário, tornando a notícia clara, direta. Esse trabalho mental facilita também o ritmo e a velocidade do noticiário. A televisão não admite sutileza. Não se pode querer que a pessoa que está do outro lado interprete o seu texto da maneira que você quer que ela interprete.

Na tevê, o texto falado deverá ser escrito para a compreensão de pessoas de inteligência mediana. Por isso deverão ser evitados termos pouco comuns e palavras de difícil compreensão. Do mesmo modo, certos grupos ou encontros consonantais são muito difíceis. Uma palavra como "depredado" deveria ser substituída por "danificado". Depredado não apenas é de difícil pronúncia como é de difícil compreensão pela maioria do público. Isso não quer dizer que se deva querer mudar a realidade para usar a palavra mais fácil. É preciso apenas mudar a estrutura do texto para transmitir a verdade de uma maneira mais fácil.

O editor deve ter a sensibilidade de entender que o texto não se destina a ser lido e sim a ser falado pelo apresentador. Quem comunica deve saber idealizar, descobrir e definir, em benefício das pessoas a quem se dirige.

> "Entre um milhão de coisas que Glorinha me ensinou, posso citar aqui um ótimo ensinamento: jamais se dirigir a um repórter alto como se ele fosse baixo. O significado de cada palavra está associado à imagem que ela representa. Assim, por exemplo, eu não podia chamar o Paulo Francis, que era alto, do mesmo modo como chamava o Paulo Henrique Amorim, que é baixinho."

*William Bonner*, jornalista

## Padrão Global

Adquiri fama por ter inventado o "padrão global" de narração televisiva. Não é verdade. O que de fato fiz foi uma bem-sucedida tarefa de uniformizar a fala de repórteres e locutores da emissora espalhados pelo país, amenizando sotaques regionais.

Há também quem me pergunte em que baseei o meu português "global". Respondo: até hoje, já foram realizados dois congressos para discutir qual seria a pronúncia-padrão, um deles em 1938, em São Paulo, promovido por Mário de Andrade, mas que não teve grande sucesso. O outro congresso foi realizado em 1956, em Salvador, com filólogos representantes de todos os países de fala portuguesa. Neste congresso, ficou acertado que a pronúncia-padrão do português falado no Brasil seria a do Rio de Janeiro, com algumas restrições. Os "esses", por exemplo, não poderiam ser tão sibilantes como costumam ser, e os "erres" não podiam ser tão arranhados, tão guturais. Foi a partir das decisões desse congresso que pautei o meu trabalho na Globo.

> "O jornalismo da Globo fazia a primeira experiência de rede nacional no Brasil. Tínhamos profissionais de várias regiões do país. Queríamos ter os diversos sotaques no ar. Mas percebemos que o sotaque muito forte, no nosso caso, não funciona. Partimos, então, para manter os sotaques com o cuidado de suavizá-los, o que, acredito, conseguimos, na medida certa. A Glorinha ensina o profissional a sentir, a ver a palavra que está dizendo."
>
> *Alice Maria*, jornalista

O sotaque é determinado pelas vogais. São as vogais pronunciadas de maneira errada que tornam as consoantes erradas também. Por exemplo: se o mineiro do interior fala "porrta" é porque ele não está colocando a língua para baixo ao falar o "o" e sim jogando-a para cima. Quando ele falar esse "o" direito, o "r" será consertado automaticamente. O chiado do carioca, a maneira do gaúcho de falar, como se estivesse cavalgando, o cantado do nordestino... tudo tem explicação na maneira incorreta de se pronunciar as vogais.

Para dar aos locutores do "Jornal Nacional" um padrão que sempre foi a sua marca registrada, viajei por todo o país, procurando amenizar sotaques, mas sem deixar de levar em conta as peculiaridades de cada região.

Em São Paulo, por exemplo, procurei demonstrar aos repórteres, na prática, que os seus encontros consonantais, como os "br" e "pr", eram muito prepotentes, o que tem evidente relação com a posição da cidade no cenário nacional. Ninguém segura São Paulo: é um país dentro de um país. Os paulistas herdaram dos italianos o hábito de incluir o ditongo "ei" antes do "n", o que altera o som das palavras. Pode-se testar isso na pronúncia da palavra "pente", por exemplo. Os paulistas pronunciam algo como "pêinte". Já no interior do estado, a pronúncia do "erre" fica comprometida pelo uso errado da vogal, que já mencionei acima.

"Com seu conhecimento de teatro e da arte da fala, Glorinha ajudou-nos a dar os primeiros passos de uma comunicação moderna e dirigida à televisão. Para mim, dono de um arraigado sotaque interiorano, e vindo do rádio, foi fundamental a orientação para amenizar os esses e o erres. Também aprendemos a modular a voz, a controlar a emoção e a desenvolver um estilo próprio para a notícia."

> *Carlos Nascimento*, editor e apresentador do *Jornal Hoje*, da Rede Globo SP, em orelha ao livro *Fonoaudiologia e Telejornalismo*, organizado por Leny Rodrigues Kyrrillos.

Observe que se fala mais rapidamente no Sul e mais lentamente no Nordeste. Em Santa Catarina, falam como se estivessem interrogando o interlocutor. Já em Pernambuco, o falar é manhoso, em marcha à ré — um exemplo é a pronúncia da palavra "Olinda" — e com as vogais muito abertas. Neste Estado, precisei explicar aos repórteres que se deve andar para a frente, e não para trás. Os baianos, por sua vez, costumam omitir a consoante final. Mas o "r" final, por exemplo, é o que dá ação à palavra. A consoante é o arremate da palavra. Os baianos também têm uma pronúncia excessivamente nasalada. No Ceará, a fala é estridente, "arreganhada", as pessoas falam como se estivessem cantando, o que certa vez me levou a declarar, numa entrevista a uma emissora de tevê em Fortaleza, que quem canta seus males espanta — numa referência à seca que assolava a região naquela época —, mas que não era preciso exagerar.

Meu trabalho na Rede Globo foi muito proveitoso e criou um padrão, embora alguns critiquem este trabalho, alegando que todos falam igual naquela emissora. Isto é uma inverdade. A voz é a identidade da pessoa. E ninguém é igual a ninguém. Não anulei a pronúncia regional. Apenas tentei suavizá-la, para haver uma melhor compreensão *nacional* do noticiário. Mas as características individuais foram mantidas. Repito: é preciso respeitar as diferenças. Como disse Shakespeare, "a variedade é o tempero da vida".

Ainda faço com os meus clientes vindos de diversas regiões do país o mesmo que fiz na Globo durante dezoito anos: amenizar o regionalismo para criar uma pronúncia unificada, de compreensão geral no Brasil.

"De truques, a cartola de Glorinha está cheia. Basta lembrar o jeito que descobriu para curar um grave defeito na dicção do repórter Lucas Mendes, que insistia em engolir o 's' final das palavras no plural:

— Você quer ganhar muito dinheiro? — perguntou-lhe Glorinha.

— Claro! — respondeu Lucas.

— Então, não se esqueça de que o principal símbolo do cifrão é o "s".

Ele não apenas se lembrou do conselho como também, tempos depois, telefonou agradecendo:

— Glorinha, eu aprendi tão bem a lição que até já recebi um aumento!"

"A Voz do Brasil", matéria de Dalila Magarian e Wianey Pinheiro, *Playboy*, 1988.

## Sotaques

Afora meu trabalho na Central Globo de Jornalismo, também dei atendimento individual a muitos atores da casa. Foi assim que pude constatar que, apesar de ser um meio completamente diferente do teatro, os atores de tevê também tinham o mesmo problema que eu encontrara anos antes nos atores do Teatro de Arena, ou seja: uma enorme dificuldade para falar com o corpo inteiro.

Essa tendência era agravada pela presença da câmera. Ao perceber que está sendo enfocado, em *close* ou de perfil, o ator de tevê tende a representar e falar apenas com aquela parte do corpo, aquela banda do rosto, o que é um erro. Devemos falar de corpo inteiro. O ator não é uma estampa. Ele deve falar como um todo. Mesmo — e principalmente — numa tomada fechada de tevê.

Além do atendimento individual aos atores da casa, trabalhei na direção vocal interpretativa da série *O primo Basílio* a pedido do diretor, Daniel Filho, um trabalho de equilíbrio de pronúncias e falares no qual dava atendimento individual a todos os atores da série e comparecia às gravações no estúdio da Herbert Richers. Fiz também a direção vocal interpretativa do programa Betty Faria Especial, com a direção geral do inesquecível Augusto César Vannuci.

Eu já havia feito um trabalho semelhante alguns anos antes, na primeira co-produção cinematográfica luso-brasileira, *O Judeu*, filme dirigido por Jom Tob Azulay, e que contava a vida de Antônio José da Silva, o mais popular autor do teatro português do século XVIII, queimado vivo pela Inquisição aos 34 anos de idade.

Embora portugueses e brasileiros falem, em princípio, a mesma língua, há evidentes diferenças entre os dois falares. Até então, os filmes portugueses tinham de ser legendados aqui no Brasil. Fui chamada a Portugal para fazer um trabalho de suavização de sotaques, de modo que os atores portugueses falassem um português inteligível para brasileiros, e vice-versa.

Uma curiosidade: durante as filmagens, um dos atores locais me disse que, nos tempos da Inquisição, os portugueses tinham um sotaque semelhante ao que têm os brasileiros hoje em dia, com as vogais mais abertas e prolongadas. Fiquei com a idéia na cabeça e, naquela mesma noite, cheguei a uma conclusão a esse respeito. Nos tempos da Inquisição, os portugueses eram senhores de um vasto império. Daí pronunciarem as vogais com maior projeção. À medida que foram perdendo o domínio dos mares e o seu espaço territorial foi se restringindo, suas vogais foram perdendo a projeção, e começou a ocorrer o choque consonantal, tão característico do sotaque português atual.

## Xiii, Esqueci-me do Rádio!

Relendo o que está escrito até agora, percebi uma pequena omissão. Trata-se de minhas passagens pelo rádio, que foram poucas, breves, espaçadas entre si, mas que nem por isso devem ser esquecidas.

Entre 1964 e 1973, dei mais de quarenta cursos na Rádio MEC. Ao contrário do que se pode imaginar, porém, estes cursos de dicção não eram voltados para funcionários da rádio, e sim para profissionais liberais que estivessem no último ano de faculdade ou que já fossem formados em nível superior.

Em 1968, porém, comecei a trabalhar efetivamente com gente de rádio, dando assessoria para a equipe de informação agrícola da Rádio Rural. Os repórteres dessa equipe precisavam viajar intensivamente pelo interior do país, e eu os aconselhava a se vestirem como as pessoas do campo com quem iriam tratar, usando vocabulário simples e uma fala sempre clara e objetiva.

Na Rádio Tupi, em 1976, dei cursos de dicção para locutores e comentaristas esportivos, entre esses alguns tricampeões mundiais de futebol da Copa de 1970. Nesse mesmo ano, ministrei diversos cursos de aperfeiçoamento da dicção para repórteres na Rádio Jornal do Brasil, onde, soube depois, ocorreu o mesmo que na Varig: minha aulas foram gravadas e usadas posteriormente no treinamento de novos repórteres, sem o acompanhamento de um fonoaudiólogo.

Minha passagem pelo rádio foi breve, mas suficiente para que eu tivesse uma boa idéia desta mídia em que a voz impera, soberana. Os efeitos sonoros têm papel importantíssimo no rádio. Na falta da imagem, o ouvinte visualiza o fato narrado através dos estímulos sonoros que recebe. Podemos dizer que vê com os ouvidos. Por isso é que a locução radiofônica é enfática. O rádio exige um colorido vocal, uma tonalidade, um ritmo e até mesmo um tipo de pronúncia, com "erres" mais exagerados, que não cabem na televisão, embora a tevê tenha adotado durante muito tempo, erradamente, um estilo radiofônico de locução.

O tom apocalíptico do "Repórter Esso", na voz de Heron Domingues, marcou uma época. É verdade que o rádio evoluiu sensivelmente. Os locutores dramáticos já são raros hoje em dia. Inteligência e sensibilidade estabeleceram o ponto de equilíbrio, em que a ênfase é necessária e aceita e o exagero é repelido.

Tenho cá comigo uma cisma de que os "erres" muito carregados estimularam graves problemas circulatórios nesses locutores da velha guarda. César Ladeira, Celso Guimarães e Victor Costa, por exemplo, morreram de problemas cardíacos. Mas essa é apenas uma cisma que eu tenho, uma intuição que mereceria alguma pesquisa em busca de confirmação científica.

## *A FIRMA*

Logo que deixei a Rede Globo, trabalhei durante algum tempo com o núcleo de jornalismo da TV Bandeirantes, a convite de Daniel Filho. Mas foi um breve período, de modo que não tive tempo para imprimir a minha marca naquela empresa de comunicação.

É de se supor que o meu desligamento da Rede Globo tenha sido um momento complicado em minha carreira. Afinal, após trabalhar durante quase duas décadas numa grande empresa, me via de volta ao ponto de partida, vivendo das aulas e dos atendimentos que prestava em minha casa, na Rua Guapiara, na Tijuca, Rio de Janeiro.

Entretanto, é como sempre digo: na vida não há ponto final. Eu tinha um nome e estava decidida a prosseguir na minha carreira. Afora isso, não estava sozinha: tinha a inestimável companhia de meus dois filhos; e isso, por si só, já me era o bastante. E foi justamente meu filho, o engenheiro Antônio Frederico, quem me deu a grande idéia:

— Por que você, tendo uma casa tão ampla, tão agradável, não a transforma numa empresa? Pode abrir salas para ministrar cursos para turmas...

Era, de fato, uma grande idéia. E foi posta em prática o quanto antes. Hoje, a Espaço-Direcional Comunicações é uma empresa sólida, que oferece cursos de terapia da palavra, presta assessoria para empresas e fornece serviços de orientação e estética pessoal. Entre os cursos oferecidos, constam os de voz e fala na comunicação, coreografia sonora do texto — este só para atores —, voz e fala no telejornalismo e voz e fala no *telemarketing*. Também temos turmas e cursos para tratamento da dislexia, disfonia infantil, reequilíbrio da musculatura orofacial e gagueira. Além disso, presto atendimento individual a atores, jornalistas, políticos, e até mesmo a chefes de estado de países estrangeiros.

Nossas instalações incluem uma sala de curso para vinte alunos, um gabinete de trabalho para aulas individuais, uma ilha de edição, um estúdio de tevê, o consultório de minha filha, que também é minha sócia, uma sala para atender crianças, uma sala de estudos, uma secretaria, um alpendre, onde são feitos lanches e refeições, e uma área ao ar livre para leitura de textos teatrais.

O logotipo da empresa dá uma boa idéia do espírito que norteia as nossas atividades: em meio a um mundo de imagem e cor, a borboleta representa o movimento, e seu corpo, incluindo as asas, simboliza o meu célebre "abraço sonoro". Este logotipo foi feito pela artista plástica Betty Satamini, que reputo como uma das melhores em sua especialidade.

A rotina da casa — onde também habito — é muito variada e divertida, povoada de seres humanos extraordinários, grandes expoentes em suas áreas de atuação profissional. Atores e jornalistas, âncoras e entrevistadores de grandes emissoras já são considerados "íntimos", tal a freqüência e a regularidade de suas visitas.

Em épocas de eleições, porém, é possível encontrar por aqui grandes nomes da política brasileira. Chefes de estado, ex-chefes de estado, governadores, senadores, deputados. O mesmo acontece quando ocorrem eleições em outros países de fala portuguesa. Recentemente, um político português ficou tão satisfeito com os resultados de seu tratamento que, após eleito, conseguiu o impossível: me tirar de casa para atendê-lo em seu país. Mas são raros esses casos. Geralmente é Maomé quem vem a mim.

Os políticos costumam passar dias inteiros conosco, num interminável ir e vir entre nosso estúdio de tevê e meu gabinete de trabalho. Nessas oportunidades, trabalhando no ritmo enlouquecido das eleições, mal têm tempo de se alimentar adequadamente, vivendo dos sanduíches e refrescos graciosamente oferecidos pela casa. Convém acrescentar que proíbo o uso de celulares nestas oportunidades.

Já no início das temporadas teatrais, é comum a visita de grandes nomes de nossa dramaturgia, gente com lugar já reservado na história do teatro brasileiro, atores veteranos que vêm me procurar para que, juntos, possamos construir a coreografia sonora do texto de seus novos personagens.

Como foi idealizada, a empresa prosperou e é hoje não apenas a fonte de onde tiro o meu sustento, como também motivo de renovado orgulho.

## Uma Nota Trágica

Façamos aqui uma pausa infeliz, embora inevitável, na história de minha vida. É que volta e meia o destino faz das suas, e muitas vezes recompensa o sucesso pessoal com desgraças devastadoras e inesperadas.

Antônio Frederico não viu concretizado o sonho da empresa que idealizou. E as instalações da Espaço-Direcional Comunicações foram inauguradas exatos dois meses após a sua morte, em 29 de julho de 1996.

Pela primeira vez me senti tentada a crer que, contrariando tudo o que sempre dissera, a vida de fato havia chegado a um ponto final. Não sei se é possível explicar o que seja isso, o tamanho da dor que representa esta perda: você tem um filho muito bem-sucedido, formado nos Estados Unidos, no apogeu da vida, na maior felicidade e, de uma hora para outra, você o perde para sempre. É duro, é injusto, é extremamente doloroso.

Antônio Frederico foi para o hospital dirigindo o próprio carro, com a perspectiva de ter alta em três ou quatro dias. Antes de entrar na sala de operação, beijou a minha mão, olhou para uma imagem de Jesus Cristo que tinha na parede do quarto e disse: "O Maioral é quem sabe."

É isso que tem me dado forças para prosseguir. O Maioral é quem sabe. O Maioral foi quem quis. Como dizia um anônimo espanhol, "a vida não sou eu quem morre, mas o tempo que morreu em mim". O tempo de Antônio Frederico aqui na Terra acabou, mas a vida continua. É um fato muito duro de ser encarado. É a mais dolorosa de todas as verdades com a qual já me confrontei.

Graças a Deus, tenho minha filha, Vânia Maria Beuttenmüller, que também é fonoaudióloga, minha sócia, minha vizinha, e tem um consultório aqui pertinho do meu. Seu apoio foi importantíssimo nesse momento terrível de nossas vidas. Também gostaria de lembrar que durante todo o transe contei com o apoio incondicional de três grandes amigas: Alice Maria, Betty Faria, Márcia Maria Sendas e do grupo de apoio de orações.

De Antônio Frederico, além das belas lembranças, ficaram meus netos, Gustavo e Gabriela, e minha bisneta, Bruna Luiza, filha de Gabriela. A alegria da casa é completada pelo sorriso contagiante de minha outra neta, Vanessa, filha de Vânia Maria. Apesar da grande perda, sou hoje a matriarca de uma família unida e feliz.

# CLÍNICA PRÁTICA

Não se trabalha a voz como se faz um bolo. É preciso ter sempre em mente o fato de que cada pessoa é uma pessoa, um organismo, um sistema nervoso, uma individualidade. Contudo, *grosso modo*, podemos descrever para os futuros fonoaudiólogos alguns procedimentos, a rotina da profissão que em breve irão abraçar, fornecendo-lhes uma rápida visão da prática da fonoaudiologia. Aproveitarei também para falar sobre peculiaridades clínicas de diferentes categorias profissionais que dependem da voz para trabalhar.

A primeira coisa que faço é pedir que o paciente procure um otorrinolaringologista para ter o seu aparelho fonador examinado. Se for criança, também oriento que vá a um neuropsiquiatra infantil. Antes de qualquer tipo de atividade, preciso saber se aquela pessoa tem ou não problemas médicos.

Somente depois de recebido o laudo é que começo o meu trabalho, fazendo a minha avaliação e ministrando os exercícios específicos para a correção da patologia — se houver — e dos defeitos que detectei durante a minha avaliação.

Observar o indivíduo é fundamental. Por isso, converso muito com meus novos clientes e alunos. Pergunto nome, telefone, endereço. Por meio dessas perguntas começo a minha avaliação. O simples enunciado do nome pode fornecer pistas valiosas para se saber o que há de errado, como fonemas que a pessoa não pronuncia corretamente e até distorções do eixo postural perniciosas à fala. A partir daí posso elaborar o exercício adequado a cada caso. Devemos frisar que a mesma patologia pode ter exercícios diferentes para diferentes pessoas.

Freqüentemente me perguntam se posso dar a alguém uma bela voz. Bem, se voz bonita for aquela que transmite o seu recado, sim, sou capaz disso. Mas a voz com um belo timbre e modulação é uma dádiva de Deus. A natureza é bela, mas não é toda bela: há o equilíbrio. Nascemos com uma voz com determinadas características e morreremos com a mesma voz, com as mesmas características. Essas características podem ou não ser desenvolvidas. É importante que o paciente esteja ciente disso.

Também é bom deixar claro para o paciente que a impostação da voz não é permanente. Uma pessoa pode estar bem num dia, e no outro, por um motivo físico ou emocional, amanhecer com a voz ruim.

O paciente precisa saber que, para se ter uma bela impostação, deve-se acreditar naquilo que se fala. E mesmo quem possui uma voz bonita precisa cultivá-la. O que eu faço é ensinar as pessoas a cultivarem as suas vozes. Tento mostrar a necessidade de exercitar a voz, não mecanicamente, e sim no sentido da essência, da estética, da verdade, da beleza.

## "Sifuxipá"

Sou contra exercícios do tipo "O rato roeu a roupa do rei de Roma" como costumam fazer. Se alguém puxar muito o "r", pode arranhar a garganta, pois a consoante jamais deve ter maior duração do que a vogal. Mas há um exercício que sempre recomendo para os meus clientes. É o sifuxipá, um exercício com som áfono, em surdina, apenas com movimentos abdominais, movimentos de lábios e de língua, para uma melhor emissão de voz.

Por que sifuxipá? Porque as fricativas são sempre sons para fora. Ninguém diz um sim para dentro, ninguém diz um fim para dentro, ninguém diz xim para dentro. E o pá é o desabafo, é o relaxamento, é o alívio!

Outro exercício que gosto de recomendar é aquele que eu chamo de bomba de flit. Hoje em dia, por causa dos aerosóis, ninguém mais sabe o que é uma bomba de flit, mas basta dizer que essa bomba era usada para matar mosquitos e que fazia um barulho assim: shhhshhhshhhshhhshhh. Ora, como verbalizar é descarregar tensões, se fizermos um exercício estimulando a nossa "bomba de flit" interior, matando simbolicamente os mosquitos humanos que nos atormentam, melhoramos a nossa voz.

A propósito deste exercício, lembro-me de um episódio engraçado: em uma de minhas idas a Brasília, encontrei-me com um político que já fora meu aluno. Conversa vai, conversa vem, ele me disse:

— Glorinha, precisamos voltar às nossas aulas! Desde que você me ensinou o exercício do aspirador de pó, eu nunca mais tive problemas de voz!

Não pude conter o riso.

— Mas, ministro, eu o ensinei a matar simbolicamente os mosquitos humanos usando uma bomba de flit. Jamais disse para aspirá-los!

O exercício do gato é especialmente indicado para rouquidão provocada por estresse. Inventei-o para um certo ator que perdera a voz pouco antes da estréia de uma peça e dizia estar tão tenso que tinha vontade de arranhar as pessoas. O exercício, que imita o miado de um gato — "NHIAOU!" com o "u" final pronunciado como um sopro, para amenizar o arranhão — e deve ser acompanhado de gestos de arranhar, não apenas solta a voz como melhora o estado de espírito de quem o pratica.

Todos esses exemplos têm como único objetivo demonstrar como é importante criar novos exercícios, adaptados à necessidade de cada aluno ou paciente. Os exercícios devem ser escritos a mão, em letra cursiva, pois é importante que o cliente sinta o movimento da escrita mental em cinestesia com a emissão sonora.

Aconselho vivamente que meus pacientes evitem o uso de drogas. Além de todos os males que provocam, a maconha, a cocaína e o tabaco são por demais perniciosos à voz. Um dos grandes malefícios da maconha é que ela resseca de tal maneira a boca que deixa a pessoa sem saliva, tornando a voz embutida, presa na garganta, afetando drasticamente a função da deglutição vazia, que passa a se processar na zona do amargo da língua.

Quanto ao álcool, todos nós sabemos como pode ser prejudicial à saúde quando ingerido sem moderação. O álcool afeta o sistema nervoso central, comprometendo nosso equilíbrio e, portanto, a nossa voz. Daí os bêbados falarem enrolado. Mas, no que diz respeito exclusivamente à voz, as únicas bebidas alcoólicas que podem vir a prejudicar a boa emissão sonora são aquelas geladas, que tomamos de rompante, em grandes goles, como o chope e a cerveja.

## Atores e Rouquidão

Como já disse, há muito que vejo meus clientes e alunos exclusivamente como seres humanos, sem rótulos a distingui-los. Mas é também verdade que, na prática, as profissões que exercem influem tanto no tratamento ao qual os submeto quanto nos motivos pelos quais me procuram.

A maioria dos atores, por exemplo, me procura por causa de pólipos e nódulos nas pregas vocais, alguns com indicação cirúrgica, mas que muitas vezes podem ser corrigidos por meio de exercícios. Alguns me procuram com medo de perder a voz durante um espetáculo. Outros, para que eu os ajude a construir os seus personagens através da *gestalt* do texto.

O nódulo é comum em profissionais que fazem mau uso da voz. Ocorre quando o ator agride o seu instrumento de trabalho.

A garganta é uma passagem. Toda emissão fonética é feita na cavidade da boca. Muitos, porém, pensam que devem falar pela garganta, o que é errado.

No idioma português não há fonemas guturais. Os sons mais abafados de nossa língua são o "que", o "guê" e o "rê". Assim, quando o ator pronuncia esses sons na garganta, ele está forçando as suas pregas vocais, propiciando a formação de um nódulo vocal. Às vezes, o nódulo ocorre em apenas uma das pregas. Às vezes, ocorre nas duas. Observado a tempo, o nódulo pode ser dissolvido com exercícios, para que a voz seja emitida com espontaneidade. Um dos sintomas do nódulo vocal é a rouquidão. Outro sintoma é a ardência na garganta e um certo cansaço que faz a voz definhar pouco a pouco.

"Eu já tinha ouvido falar da Glorinha. Ela era admirada e temida com a mesma força. Quando saiu do Teatro Senac, depois de nos ver em *O Marido Vai à Caça*, ela sussurrou para a Jacqueline: 'Que pena, homem tão bonito, a voz estragada.'

A voz estava mesmo estragada. Eu fumava violentamente e o teatro que estava começando a fazer com o Amir — já duas peças, o Beckett e agora esse Feydeau que tinha de tudo, até ópera — exigia um melhor uso da voz, ou melhor, uma nova maneira de trabalhar a voz.

Na primeira vez que conversei com a Glorinha, ela foi me dizendo: 'Você não olha para os outros', e logo eu, que acho cabotinismo, cretinice, falta de generosidade, ator que não contracena de verdade com os colegas, isto é, ator que não olha no olho do ator com quem está representando. A verdade é que eu estava perdido. Inclusive eu estava certo de que olhava os outros sim.

A Glorinha me remodelou. O seu método do espaço-direcional me ajudou imenso. Mais do que isso: a minha maneira de representar mudou com o estudo de voz que fiz com Glorinha e, conseqüentemente, os meus cursos de interpretação dramática, antes muito na improvisação e na inspiração momentânea de descobrir o talento de jovens atores, passou a ser coisa mais dirigida, mais construída, enfim, mais científica.

Depois de 1971, toda a minha carreira passou a depender muito da Glorinha. A ela devo muito. Quase tudo."

Sergio Britto, *Fábrica de ilusão: 50 anos de teatro* (Editora Salamandra, 1996).

## É Preciso Ter Convicção

Políticos e empresários costumam me procurar sempre que têm de ir para diante das câmeras. E sempre lhes digo a mesma coisa: não existe quem fale bem ou mal. Todas as vozes são boas e belas quando são verdadeiras. Existem políticos que assumem o que têm a dizer, em forma e essência. E por isso "falam bem". Palavra, linguagem e emoção são uma só coisa . É isso o que faço: ensinar a falar bem, a articular bem as palavras, a pronunciá-las com verdade.

É por isso que sempre digo que, para ser um bom político, é preciso amar o seu país e o seu povo. É preciso ter um conhecimento profundo de seu Estado e de seu Município. Se o político falar com verdade e conhecimento de causa, os eventuais erros de concordância serão irrelevantes.

Tudo o que é artificial é perigoso. Todo político, todo empresário, deve saber muito bem o que está dizendo. É preciso ter convicção. Os políticos que não acreditam nas próprias palavras estão poluindo o mundo. Um político morno, sem emoção, não convence porque não ama o seu país. É preciso ser sincero. A sinceridade é sedutora e atraente na comunicação. Muito mais importante do que voz bonita, gestos afetados e palavras empoladas. Só a sinceridade resolve.

O grande segredo é usar linguagem clara, simples e direta, e evitar termos técnicos, que precisem ser "traduzidos". Só assim se obterá uma resposta favorável do público. Televisão é massa, é povo. Nunca devemos nos esquecer disso.

> "Glorinha é uma criatura excepcional, e tem todos os méritos por ser uma inovadora, criadora de métodos revolucionários para aperfeiçoar a relação entre o indivíduo e a câmera de televisão."
>
> *Luiz Paulo Conde*, arquiteto, ex-prefeito da cidade do Rio de Janeiro.

Não devemos falar para a câmera como se estivéssemos falando para uma lente. É preciso saber que, por trás daquela lente, daquela luzinha vermelha, há uma rua, uma cidade, milhões de pessoas de carne e osso. Do outro lado existe gente. E, como sabemos que é preciso gostar de gente antes de qualquer coisa, não há por que não ver e enxergar todas essas pessoas. Por isso, minha primeira observação quando se trata de falar para a televisão é: entenda a relação que existe entre o estúdio e a casa de quem está nos vendo na tevê. É preciso saber que, além da lente da câmera, estão seres humanos, e não máquinas.

A todos dou o mesmo conselho: é preciso ser firme. Se você está gripado ou está se sentindo mal, talvez deva pensar em cancelar a aparição. Não adianta ir e dar desculpas. Se for, é preciso demonstrar o vigor físico e emocional que todo comunicador deve ter. Outro ponto importante: nada de pose. Uma pose artificial faz com que as pessoas percam a voz. A fisionomia deve ser iluminada, transmitir paz. Para isso, é preciso ter brilho no olhar, narinas abertas e lábios sorridentes.

É preciso sempre prestar atenção quando acabamos de dar uma resposta. É neste final silencioso que as emoções se revelam. E devemos dizer ou responder somente aquilo que sabemos.

Sempre oriento meus clientes e alunos a prestarem muita atenção à posição de suas cabeças quando diante de uma câmera de tevê. A base do nariz deve estar paralela ao chão. O nariz não deve ficar para o alto, arrogante, nem para baixo, humilde. O nariz é o centro de nossa fisionomia. Não é à toa que usamos tantas expressões do tipo: fulano sabe onde mete o nariz! Ela é dona do seu nariz! etc.

Durante uma entrevista à revista *Veja*, e não me perguntem a data, que não me lembro, me foi perguntado em quem eu votaria para presidente. Respondi que ainda não havia me decidido.

— Em um deles, sinto falsa humildade, e no outro, uma autêntica arrogância — afirmei. Não citei nomes, mas todos souberam a que candidatos eu me referia. Era uma questão de postura de cabeça.

O uso das mãos também requer atenção. Muitas pessoas perguntam: o que eu faço com as minhas mãos? Ora, se você sabe o que está dizendo, seus gestos ficam espontâneos. Contudo, se você não sente o que está dizendo, corre o risco de os dedos ficarem retos, duros, e seus gestos lineares. Por isso, esqueça as mãos. Sinta o corpo inteiro, sinta o que você está falando.

"Em 86, convidada a participar da campanha de Moreira Franco, brindou-o no primeiro encontro com palavras dignas de um conselheiro político: 'Se você quiser ser governador, tem que parar de aparecer em colunas sociais'. Com a mesma sem-cerimônia, e sempre conjugando o verbo no imperativo, mandou um recado a Tasso Jereissatti que tirou algumas horas de sono do atual governador cearense: 'Endireite a postura, pare de entortar a cabeça e, mais importante que tudo, goste das pessoas de sua terra.' Coincidência ou não, ambos saíram das urnas vitoriosos."

"A Voz do Brasil", Dalila Magarian e<br>Wianey Pinheiro, *Playboy*, 1988.

## Os Pais e a Gagueira

Em 1961, Wendell Johnson, professor de psicologia da fala na Clínica de Foniatria da Universidade de Harvard, publicou um trabalho interessante no qual afirmava que o início da gagueira é um acidente evitável, e que somente se transforma em problema real para a criança depois que algum adulto assim o decida. Até então, a maioria dos estudiosos acreditava que a gagueira era um mal hereditário. Johnson, porém, concluiu que era mais uma questão cultural do que propriamente de genes.

Em suas pesquisas, a equipe chefiada pelo ilustre professor descobriu que não havia diferença física ou de saúde entre uma criança gaga e outra não gaga do mesmo sexo, idade e nível de inteligência. Após entrevistar pais de crianças gagas, os pesquisadores de Johnson chegaram a uma conclusão surpreendente: o problema da gagueira surge no momento em que os pais *decidem* que os filhos são gagos.

"Notando que a criança repete e hesita, os pais começam a se preocupar, embora isso seja normal nessa faixa de idade. Com o tempo, a criança começa a ter vergonha de falar, passa a falar menos, sente-se mais hesitante e insegura. Logo começa a contrair os músculos dos lábios, da língua ou da garganta, passa a falar com menor fluência ainda, e põe-se a gaguejar.

Corroborando essa teoria, nossos estudos revelaram que a gagueira tem muito mais probalidade de ocorrer no palacete de luxo, onde os pais são mais exigentes quanto à conduta dos filhos, do que num casebre em um bairro pobre. Esse fato ficou evidente quando um de meus alunos, que realizava um estudo da fala em uma escola de Idaho, com crianças *bannock* e *shoshone*, descobriu que não há e que nunca houve gagos nestas tribos indígenas. Na verdade, não há palavra em seu idioma que signifique gagueira. Ao que tudo indica, a gagueira é parte do preço que pagamos pelo nosso tipo de civilização."

Concordo com Johnson. Antes de chegar a falar, as crianças balbuciam. Muitos pais confundem o balbuciar com a gagueira e passam a repreender seus filhos. A disfemia causada pela cobrança é comum principalmente nas classes abastadas. Em nossas tribos indígenas também não existem casos de gagueira.

Os casos de disfemia — tanto a disfemia clônica, que é o ato de gaguejar nas vogais, e disfemia tônica, que é o ato de gaguejar nas consoantes, notadamente nas oclusivas surdas — têm ligação íntima com o poder aquisitivo e, conseqüentemente, com uma maior cobrança das famílias. Um ex-diretor da TV Educativa do Rio de Janeiro, por exemplo, foi gago até os dezoito anos. Só quando deixou a sua família e passou a depender apenas de si mesmo conseguiu se libertar do problema.

A primeira coisa a ser feita no tratamento de gagos é observar o olhar do paciente. O gago tem o costume de não olhar para as pessoas com quem se comunica, sempre procurando algum objeto para se "defender" do olhar alheio. O grande desafio no tratamento de pacientes com este problema é fazer com que eles dialoguem com as pessoas, e não com os objetos.

Freqüentemente, oriento meus alunos-pacientes com problemas de gagueira a relacionarem-se com mais pessoas desconhecidas, indo ao jornaleiro, à farmácia, à livraria, fazendo compras, falando ao telefone etc.

Um dos principais exercícios para correção da disfemia é relacionar a palavra com a imagem. Como eu sempre afirmei, quando se conhece a imagem daquilo que se deseja falar, a articulação dos sons é feita corretamente.

O paciente-aluno com problema de gagueira deve se submeter regularmente a exercícios de relaxamento orofaciais e a leituras variadas. Além do relaxamento, é necessário decorar textos em prosa e em verso, repetindo-os, falando-os normalmente, controlando a articulação da palavra, sempre sob a orientação de um fonoaudiólogo especializado.

Para atingir a boa comunicação oral é preciso quebrar a barreira do espaço. O gago teme o espaço que o separa das outras pessoas. É esse temor que o impede de se expressar corretamente. Suas palavras tropeçam no medo, como se o espaço ao seu redor estivesse coalhado de barreiras nas quais o som de sua voz esbarra a cada sílaba pronunciada.

Muitos deficientes visuais têm problemas de gagueira, porque em todo tipo de comunicação é preciso olhar, ver e enxergar. Sem direção, você gagueja. Em geral, o gago não olha para as pessoas, ele olha para os objetos, sempre com o rabo do olho. Mas a gente só consegue falar bem se, primeiro, visualizar tudo.

Para mim, a gagueira é um problema de *feedback* ou — já que sigo o conselho do ex-ministro Ney Braga e de Olavo Bilac, que pregam que não devemos usar palavras estrangeiras em nosso discurso — de "realimentação".

Sem medo do lugar-comum, podemos dizer que o grande problema do gago é a pressa, a tal que é inimiga da perfeição. A gagueira é uma característica de quem fala mais depressa do que pensa, sem discriminação das causas que produzem o defeito. Uma vez que o pensamento não acompanha a articulação da palavra, esta é pronunciada com as sílabas repetidas. Ou seja, pela pressa de se exprimir, o gago acaba desordenando os seus pensamentos e, por conta disso, tropeçando nas palavras.

É preciso que o gago estimule a língua — chave da voz e da deglutição, de acordo com Fleuschtnger e Beuttenmüller —, fazendo-o superar os obstáculos que se impõem entre ele e o bem falar. Um procedimento que costumo utilizar no tratamento de gagos é o "exercício da azeitona", que baseei em Demóstenes, aquele célebre orador grego que ficou bom de sua gagueira enchendo a boca de seixos e declamando para os peixes. Mas não entro em detalhes a respeito deste exercício para não incentivar a sua prática sem o acompanhamento de um fonoaudiólogo, o que pode ser muito perigoso.

Mais uma vez, gostaria de deixar claro que os procedimentos acima descritos estão aí a título de exemplo. Como sempre digo, no tratamento de problemas de comunicação não há receita infalível, aplicável a todos os casos. Cada paciente é uma individualidade, e como tal deve ser tratado.

## Cantores

Apesar de ser formada em Música pela UFRJ, não sou cantora e, portanto, não me sinto preparada para atender cantores líricos. A única vez em que trabalhei com canto lírico foi quando fiz a preparação da parte de dicção da *Paixão segundo São Mateus*, de Bach, espetáculo apresentado em 1965 no Teatro Municipal do Rio de Janeiro, sob a regência do maestro Carlos Eduardo Prates e patrocinado pela Rádio MEC.

O texto era uma tradução para o português do texto original e carecia de uniformidade, o que prejudicava a clareza das palavras. Ao perceber isso, perguntei ao maestro se a tônica musical do texto em português estava coincidindo com a tônica musical, e ele me respondeu:

— Sempre que possível.

Não tive alternativa senão replicar:

— Mas deve ser sempre possível!

Posteriormente vim a descobrir que, em vez de traduzir diretamente do alemão para o português, a pessoa encarregada usou como base uma tradução para o espanhol. É claro que as tônicas jamais poderiam coincidir. Corrigidos esses problemas, porém, a apresentação acabou se tornando um grande sucesso.

Contudo, apesar de não atender cantores líricos, tenho atendido com bastante sucesso grandes expoentes da música popular brasileira, gente de quem não posso citar os nomes, mas que certamente somam pilhas de discos de ouro e platina.

Quando um cantor popular vem a mim com algum problema de voz, aplico o mesmo procedimento usado com atores subitamente roucos no meio de um espetáculo. Antes de mais nada, procuro descobrir em que ponto do texto — no caso de cantores, em que parte da música — ele perdeu a voz ou sentiu algum desconforto. Geralmente, quase sempre, é um problema de tempo. Não um problema de descompasso, de tempo musical, e sim um problema de má interpretação de tempo: presente, passado e futuro.

Explico melhor: a voz é sempre presente. Mas as frases que falamos variam no tempo e no espaço. É difícil explicar isto por escrito, mas, *grosso modo*, podemos resumir afirmando que não se pode dizer uma frase começada com "ontem" do mesmo modo como dizemos outra frase começada com "hoje" ou "amanhã".

Do mesmo modo, não podemos cantar um fá no passado sem ir buscá-lo no passado.

Por exemplo: na frase musical "tu não te lembras da casinha pequenina..." é preciso buscar o "lembra" lá atrás, trazendo a lembrança da "casinha pequenina" até o presente. De outro modo, a interpretação vai para o brejo. E a voz também.

> "Glorinha Beuttenmüller me ensinou a falar. Tudo começou com meu estouro para o sucesso, no início dos anos 80, quando, ao procurar médicos especialistas, tive a terrível constatação: eu formara alguns pólipos nas cordas vocais. Comecei uma romaria pelos melhores médicos da área, e a sentença era sempre a mesma: cirurgia. Em meio a tudo isso, um dia me vi diante de Glorinha Beuttenmüller.
> 
> — Ande até a janela e volte! — disse-me ela com delicada firmeza.
> 
> Com toda a arrogância de um *pop star*, lá fui eu, um tanto injuriado com alguém que me mandava andar quando o problema era na garganta e não nas pernas.
> 
> — Por que os seus joelhos apontam para dentro, numa atitude de fechamento e autoproteção, quando os joelhos masculinos apontam para fora, em atitude de caça?
> 
> Realmente: um cantor de *rock* como eu, com seus salamaleques coreográficos, com sua postura de lambisgóia contestatória e seus movimentos andróginos, jamais pensaria em posicionamento correto do próprio corpo. Muito menos de seu corpo em relação ao espaço físico à volta.
> 
> Contudo, após algumas semanas de trabalho com Glorinha, ao voltar aos clínicos especialistas, tive a constatação quase milagrosa: os pólipos haviam desaparecido! Milagre? Num certo sentido, sim. Nossa fonoaudióloga tem algo de

bruxa-curandeira em sua sensibilidade para perceber a origem do mal em seus pacientes.

Portanto, se hoje, vós, leitores, admirais os gorjeios e trinados deste humilde sabiá, podeis saber: são devidos aos toques e técnicas de uma maga da voz, nossa adorável mestra Glorinha Beuttenmüller. Ave Glorinha!"

*Eduardo Dussek*, músico.

# PARTE 2
## CONSIDERAÇÕES ÉTICAS

# A IMPORTÂNCIA DA DISCRIÇÃO

Este livro ficaria incompleto caso não nos detivéssemos algum tempo na importante questão da ética profissional. É claro que será uma apreciação superficial, feita com o único propósito de despertar a curiosidade do futuro estudante de Fonoaudiologia pelo tema. Durante esta apreciação, aproveitarei também para contar um episódio ocorrido entre mim, a Comissão de Ética do Conselho Regional de Fonoaudiologia e uma célebre e prestigiosa revista masculina.

Segundo o *Dicionário de ciências sociais* (Fundação Getulio Vargas, Rio de Janeiro, 1987), ética é "a ciência dos costumes e dos atos humanos, e seu objeto é a moralidade. (...) Todo o pensar ético gira em torno de duas questões fundamentais: o que é bem, o que é mal, que coisas são boas, que coisas são más."

Como vêem, o assunto é complexo. Discutir o bem e o mal tem sido tarefa da filosofia ao longo dos séculos, e não precisamos ir assim tão longe. Sejamos mais simples, mais específicos e menos pretensiosos.

Para mim, um fonoaudiólogo ético é, acima de tudo, aquele que busca ser discreto em seu relacionamento com o paciente. E essa discrição é aperfeiçoada com a prática.

No início de minha carreira, por exemplo, eu tinha o costume de gravar o antes e o depois das pessoas por mim tratadas. Na época, havia entre meus alunos um gerente de banco que tinha uma voz quase feminina. Ele veio a mim para fazermos um trabalho e, após algum tempo, ficou com uma voz de barítono.

Certo dia, porém, este paciente me telefonou e disse:

— Glorinha, eu estou muito bem. Mas toda vez que penso que você tem uma gravação de meu antes e meu depois, tenho vontade de me matar.

Foi aí que me dei conta: por uma vaidade, uma necessidade de auto-afirmação, eu estava fazendo algo que não era muito correto. Nunca mais fiz esse tipo de gravação, embora não condene quem assim proceda e o próprio código de ética da categoria não proíba a prática.

Sempre respeitei o código de ética dos fonoaudiólogos, que anexo ao fim deste volume para que o futuro profissional comece a se familiarizar com os seus cinqüenta e quatro artigos. Tenho como regra só fazer aquilo que me diz respeito, aquilo para o que estou devidamente habilitada. Tanto que não atendo um cliente sem antes ter um parecer otorrinolaringológico, por escrito. Só então dou início à avaliação e recuperação do paciente, isto mediante estudo e pesquisa de cada caso.

É importante frisar que, mesmo que eu tenha certeza do diagnóstico devido aos meus longos anos de experiência e estudo, não arrisco, pois não começo um trabalho sem ter um sólido embasamento científico a me amparar.

Respeito o item do código de ética que proíbe o fonoaudiólogo de realizar terapia através de qualquer meio de comunicação. Contudo, acredito que todo profissional deve ser solidário com o semelhante. Assim, quando um de meus clientes está em outro Estado ou em local de acesso não imediato e, aflito, me solicita ajuda por telefone, não me furto jamais a corresponder às suas expectativas.

Não se trata de consulta por telefone, mas sim de um auxílio, de tirar dúvidas de quem já está sendo atendido por mim. Erraria, sim, se não fosse meu cliente e eu não o tivesse avaliado, dando um atendimento "por correspondência".

Também estou ciente do artigo que prega que "nas entrevistas de emissoras de rádio e televisão e nos artigos publicados em jornais e revistas leigas, o fonoaudiólogo deve zelar para que haja promoção da Fonoaudiologia, e não a promoção pessoal." Mas há coisas que simplesmente fogem ao nosso controle. Afinal, não cabe a mim a responsabilidade pela linha adotada por esta ou aquela publicação. Também não tenho o poder e nem a vontade de me tornar uma censora das matérias publicadas a meu respeito — embora deva concordar que, às vezes, os jornalistas avançam o sinal e nos metem em situações muito embaraçosas.

## Eu, a Playboy e o Conselho

Em meados de 1988, a revista *Playboy* publicou uma matéria muito elogiosa a meu respeito chamada "A Voz do Brasil", mas que levava um subtítulo no mínimo comprometedor: "Como Glorinha Beuttenmüler ensina as pessoas a falarem melhor, pondo atores de quatro no chão, dando broncas em ministros e tirando os sapatos dos comentaristas da Globo."

Ora, eu jamais poria um ator de quatro na minha frente. Seria muito humilhante para ele e muito constrangedor para mim. O que eu indiquei foi que ele, a sós em sua casa, fizesse exercícios nesta posição. Como a própria matéria esclarecia mais adiante, "algumas crianças que começam a andar sem engatinhar pulam um estágio de desenvolvimento importante, que inclui investigar (e sentir) as coisas que se encontram no nível do chão — e isso acaba afetando a fala".

A matéria seguia no mesmo tom desastrado do subtítulo, imprecisa aqui e ali, mas tinha muita coisa verdadeira e de modo algum era afrontosa à nossa categoria. Mas outras pessoas não pensaram do mesmo modo.

Vejam vocês como são as coisas: imediatamente após a publicação desta polêmica matéria, uma colega de Campinas enviou uma carta para o Conselho Federal de Fonoaudiologia exigindo que meu registro fosse cassado, pois não era justo que uma revista "vulgar" como a *Playboy* publicasse uma matéria como aquela, desmoralizando toda uma categoria profissional.

Que fique registrado que de modo algum considero a revista *Playboy* vulgar. Ao contrário: ali encontramos algumas das melhores entrevistas da imprensa brasileira. Da mesma forma, não creio que a matéria, "sensacional" que fosse, desmoralizasse a classe dos fonoaudiólogos.

Seja como for, o fato é que fui chamada perante a Comissão de Ética do CRFa-Iª e passei por um interrogatório digno do Santo Ofício da Inquisição. A única diferença era que os "familiares" que me interrogaram eram todos do sexo feminino. Ao meu lado, apenas meu advogado, Arthur Lavigne, que veio para me orientar em minha defesa, mas que, ao fim de tudo, acabou me cumprimentando pela minha atuação:

— Puxa, Glorinha, não precisei fazer nada!

Um dos pontos da matéria levantados por minhas interrogadoras dizia respeito à menção a um atendimento feito a uma atriz por telefone, na qual eu a aconselhava a pingar colírio nos olhos para curar a sua rouquidão. Durante o interrogatório, uma de minhas "inquisidoras" disse, debochada: "Se para curar rouquidão basta pingar colírio nos olhos, então ninguém precisa mais dos serviços de um fonoaudiólogo!"

> "A aplicação de técnicas tão revolucionárias, sempre com bons resultados, já lhe valeu o apelido de bruxa. A atriz Irene Ravache é testemunha — e beneficiária — de uma autêntica 'bruxaria'. Certa noite, completamente rouca poucas horas antes de entrar em cena numa peça de teatro, telefonou para Glorinha:
> 
> — Glorinha, minha voz está péssima, completamente opaca.

— Troca o telefone de ouvido e fala mais — aconselhou Glorinha.

— Mas, Glorinha, acho que você não está entendendo... É minha voz que está ruim, não os meus ouvidos.

— Pingue colírio nos olhos, porque os seus canais lacrimais estão entupidos de rímel.

— Pronto, agora ela pirou de vez — resmungou a atriz ao desligar o telefone. Mesmo assim, não deixou de seguir a orientação de Glorinha. Pouco depois, a voz voltou a ficar clara e não foi preciso cancelar a apresentação."

"A Voz do Brasil", Dalila Magarian e Wianey Pinheiro, *Playboy*, 1988.

A revista não explicou toda a história. O problema era que a atriz, que se apresentava em São Paulo, fazia uma peça na qual precisava usar muita maquiagem, especialmente ao redor dos olhos. Lembrando disso, perguntei-lhe se ela vinha limpando a maquiagem corretamente após as apresentações. Ela me disse que nem sempre. Então orientei que pingasse um colírio neutro. "Daqui a pouco", disse eu, "você vai cuspir escuro. Com isso, sua voz irá melhorar". E foi exatamente o que aconteceu. A cabeça é um buraco só. Tudo é interligado: olhos, boca, ouvidos, narinas.

O conselho de ética foi rigoroso. Fui inquirida linha por linha da matéria. Outro ponto abordado foi a questão de tirar o sapato para melhor falar. Respondi que a experiência empírica me levava a pensar assim, e que o presidente Juscelino Kubitschek, um de nossos mais brilhantes oradores, era useiro e vezeiro nesta prática.

O ponto mais delicado do processo dizia respeito a uma suposta revelação de nomes de pacientes, suas patologias, modos de tratamento e cura. Ora, nunca cometi tal indiscrição, embora não tenha podido impedir que os repórteres entrevistassem os meus pacientes e nem evitar que estes respondessem com a verdade.

Ao fim do interrogatório, sem chegar a qualquer conclusão definitiva, o conselho de ética decidiu arquivar o processo, embora nunca tenha se retratado. Até então eu não sabia o nome da pessoa que havia feito a queixa contra mim. Mas não foi com muita surpresa que acabei descobrindo tratar-se da mesma profissional que, passado algum tempo, me substituiu na assessoria de fonoaudiologia da Rede Globo...

E mais não revelo por uma questão de ética.

## MERCADO DE TRABALHO

Seria oportuno dar ao futuro estudante de fonoaudiologia uma idéia geral, lúcida e realista, do mercado de trabalho que ele irá enfrentar ao terminar o curso superior.

Segundo o Guia de Profissões de *O Globo*, "o mercado de trabalho para fonoaudiólogos é saturado. Atualmente existem cerca de 17 mil profissionais registrados em todo o Brasil, mas o número dos que estão em atividade é bem menor. Os estados que têm a maior concentração são Rio de Janeiro, São Paulo, Paraná, Minas Gerais e Pernambuco. Os de menor concentração são Rondônia, Tocantins, Roraima, Amapá e Acre. No setor público, o mercado é restrito, mas alguns campos oferecem oportunidades, como o de segurança e medicina do trabalho, onde é obrigatória por lei a realização de exames audiométricos nos funcionários expostos a qualquer tipo de ruídos como os rodoviários, ferroviários e aeroviários. O mercado é promissor também no campo da audiologia ocupacional, no *telemarketing*, na fonoaudiologia hospitalar e na fonoaudiologia estética, bastante procurada por profissionais que trabalham com a voz."

Ainda segundo o mesmo guia, "os ganhos médios mensais dos fonoaudiólogos variam entre R$ 600,00 e R$1.300,00 para a jornada de 30 horas semanais. O valor mínimo estipulado pelo Conselho Federal de Fonoaudiologia para cada sessão de 40 minutos é de R$ 35,00,00, podendo chegar a R$ 120,00 no caso de profissionais renomados. Neste caso, os ganhos mensais podem superar R$ 3.000,00."

Geralmente, os fonoaudiólogos trabalham em clínicas e consultórios particulares, hospitais, escolas, em centros de reabilitação para pacientes com distúrbios na fala e na audição, em asilos e clínicas geriátricas. Também podem trabalhar nos meios de comunicação, artes e *telemarketing*, como é o meu caso.

Dizer que o trabalho de fonoaudiólogo é mal pago, que os salários estão defasados e que o mercado de trabalho é um funil muito estreito é chover no molhado. Que categoria profissional está contente com o que ganha? Que categoria tem vagas de sobra no mercado? Contudo, assim como em qualquer outra categoria profissional, há aqueles que se destacam, se posicionam no mercado de trabalho e conseguem obter ganhos muito acima da média.

Nunca revelo minhas tarifas, mas sempre que me perguntam se o que cobrei para este ou aquele político em ano eleitoral foi justo, eu respondo sem pensar duas vezes: "A arte não tem preço e, portanto, será sempre sub-remunerada."

Ultimamente, algumas empresas vêm contratando os serviços de fonoaudiólogos para ministrar cursos para seus funcionários e diretores. Embora ainda incipiente, a fonoaudiologia empresarial vem despontando como um campo de trabalho inteiramente novo e deve ser levada em consideração pelo futuro profissional desta área.

## *Especializar-se é Preciso*

A meu ver, a especialização é o melhor caminho para que um fonoaudiólogo seja bem-sucedido num mercado de trabalho tão "saturado" quanto nos informa *O Globo*. Para isso, porém, é importante que, no início da carreira, ele aceite todos os tipos de casos, justamente para sentir com qual especialidade lhe dá mais prazer trabalhar. Pode parecer leviano falar em prazer quando tratamos de uma profissão da área médica, mas o fato é que gostar do que se faz é condição fundamental para que alguém se destaque e seja bem-sucedido em qualquer profissão, em qualquer área.

No princípio de minha carreira, por exemplo, cheguei a atender afásicos com algum sucesso, mas logo depois me dei conta de que não apreciava trabalhar com esse tipo de paciente, pois sou uma pessoa dinâmica, que gosta de resultados rápidos, e o trabalho com afásicos é muito lento. Ao fim de algum tempo de experiência, acabei descobrindo que minha maior aptidão era para a solução de casos de disfonia e gagueira, e para ensinar a arte do bem falar para profissionais de comunicação e artes cênicas.

Desde 1961 vivo não apenas *da* fonoaudiologia como também *para* a fonoaudiologia. E, sempre que pude, procurei ampliar o mercado de trabalho para meus colegas. Foi por minha influência que as cadeiras de expressão vocal nas escolas de teatro passaram a ser ocupadas exclusivamente por fonoaudiólogas.

Na CAL, deixei as fonoaudiólogas Marly Santoro, Rose Gonçalves, Marília Costa e o médico e foniatra Hermes Frederico. Na Uni-Rio, estão Maria Helena Kropf, Jane Celeste Guberfain, Natália Fischer, Marly Santoro, e Domingos Sávio Ferreira de Oliveira.

Aos fonoaudiólogos que pretendam se especializar em voz e fala na comunicação, recomendo que façam algum curso de arte dramática, para que se familiarizem com o mundo das artes cênicas e possam compreender a psique do ator. Acima de tudo, recomendo que estejam sempre atualizados e abertos para novas idéias. É preciso ser criativo. Lembrem-se de que, em diferentes graus, todos os seres humanos dependem da fala para se comunicar. Descobrir novos nichos de mercado deveria ser uma das principais preocupações de todo fonoaudiólogo recém-formado.

# DE ÚLTIMA HORA

Chegamos, então, ao fim de nosso livro. Aí, nestas poucas páginas, uma vida inteira de preocupação com a comunicação do ser humano e a fonoaudiologia. Espero que minha trajetória e minhas experiências possam de algum modo ser úteis a vocês, futuros fonoaudiólogos. Antes de encerrarmos, porém, gostaria de manifestar algumas considerações de última hora, idéias importantes que eu poderia ter incluído ao longo da narrativa, mas que propositalmente guardei para dizer apenas agora, em nossa despedida.

Desde que o mundo é mundo existem pessoas com problemas de voz e fala. Já no século IV de nossa era temos notícia de um famoso profissional da voz, o grande orador e estadista grego Demóstenes, que tinha um sério problema de gagueira, curado à custa de muito exercício e força de vontade.

Da mesma forma, desde que o mundo é mundo existem pessoas que se propõem a tratar dos problemas de voz e fala dos outros. A história nos lembra, por exemplo, de Isócrates, orador e professor ateniense do século V antes de Cristo, que fundou uma escola onde os jovens gregos aprendiam oratória, que era como naquela época se chamava a arte de falar em público. Posteriormente, o filósofo Aristóteles e Galeno, um dos precursores da medicina, também dedicaram as suas atenções aos distúrbios da língua falada.

No Brasil, ainda em 1912, temos notícias do Dr. Augusto Linhares, que desenvolveu as primeiras pesquisas, aplicou os primeiros tratamentos e ministrou os primeiros cursos sobre reabilitação de distúrbios da voz e da fala, tornando-se assim o precursor da foniatria no país. Foi seguido por outros grandes, como Souza Mendes, Júlio Vieira, José Guilherme Witel e Pedro Bloch.

Como vimos, a profissão é quase tão antiga quanto a humanidade. Só no Brasil é praticada, com ou sem regulamentação, há mais de oito décadas. Contudo, se vocês, candidatos a uma vaga na faculdade, desejam realmente sobressair em suas futuras carreiras tornando-se grandes fonoaudiólogos, aconselho que não esqueçam três palavras mágicas, que não irão encontrar nem nos compêndios e nem em toda a papelada que regulamenta a nossa profissão: amor, persistência e sensibilidade.

Porque antes de tudo é preciso amar o ser humano para fazer alguma coisa em seu benefício. Porque, uma vez amando, é preciso ter persistência para continuar o seu trabalho, mesmo quando tudo parece muito difícil, impossível ou inatingível. E porque, uma vez amando e sendo persistente, é preciso ter sensibilidade para identificar as causas dos problemas que afligem os nossos semelhantes e de fato poder fazer a diferença, levando-os à cura.

Como vimos anteriormente, o mercado está "saturado". Mas, creiam-me, sempre haverá espaço para a competência. Essa competência deve ser adquirida com muito esforço, muita luta, mas também com muito prazer. Gostar do que se faz é condição fundamental para quem quer ser bem-sucedido em qualquer atividade profissional. E só quem realmente ama o que faz sabe qual é o prazer de se deitar numa cama macia após um longo, cansativo e deliciosamente produtivo dia de trabalho.

Portanto, pense bem. Se o que de fato você quer fazer na vida é ajudar as pessoas a se comunicarem melhor, promovendo a harmonia entre os seres humanos através de ternos abraços sonoros, se o seu objetivo de vida é ajudar quem precisa de reabilitação, dando conforto àqueles que sofrem de distúrbios da voz e da fala, então, amigo ou amiga, siga o meu conselho: arregace as mangas, estude bastante e passe nesse vestibular. O mundo o espera do outro lado, ansioso por seus cuidados.

# AGRADECIMENTOS

Gostaria de encerrar este livro com algumas palavras de agradecimento a várias pessoas que foram importantes em minha vida pessoal e profissional. Assim, gostaria de externar minha sincera gratidão a meus pais, Laura e Gustavo, responsáveis pela minha formação. A meu filho, Antônio Frederico, idealizador da empresa Espaço-Direcional. À minha filha Vânia, de quem tanto me orgulho por ter seguido a mesma carreira que eu. Aos meus netos Gustavo, Gabriela e Vanessa, e à minha bisneta, Bruna Luiza. A Fausto Silva, pelo respeito e carinho demonstrado por mim, bem como a todos os comunicadores. Aos médicos otorrinolaringologistas que apóiam e aceitam a fonoaudiologia sem interferências em nosso trabalho. À musicoterapeuta Esther Nisembauen, pelas palavras carinhosas na introdução de seu livro *Fundamentos da musicoterapia* e pelos quatro anos que compartilhamos no Conservatório Brasileiro de Música. A Reinaldo Polito, pelo respeito que tem à fonoaudiologia e por ter me homenageado com o título de paraninfa de seu curso de expressão verbal, em 1991. À Fátima Dantas, pela monografia que fez a respeito do Método Espaço-Direcional aplicado à televisão. À estudiosa pesquisadora Mara Belhau, que veio de São Paulo especialmente para a Maratona de Voz que promovi em 1982. À fonoaudióloga Sílvia Pinho, pelo respeito que tem pelo meu trabalho, por aceitar as minhas opiniões e torná-las públicas. A Roberto De Cleto, *in memorian*, pelas palavras comoventes que proferiu a meu respeito durante a cerimônia de minha diplomação como professora emérita da Universidade do Rio de Janeiro — Uni-Rio. À Maria Odete Santos Duarte, autora da monografia *A voz do indivíduo cego*, baseada em meu Método Espaço-Direcional. À arquiteta Cláudia Maria Evaristo Arantes, pela criação de alguns desenhos de meu método. À fonoaudióloga Lourdes Bernadete Rocha de Souza, pela honra de me convidar para prefaciar o seu livro. A Frei Vital, assim como a muitos outros, que tornaram pública a sua cura. A Irany Vaz, por adaptar o meu método às aulas de canto de Fefierj. Às pioneiras lutadoras desta profissão, Abigail Muniz Caracick, Edmée Brandt, Regina Morizot, Ruth Pereira, Beatriz Saboya, entre tantas outras. À Jane Celeste Guberfein, Marli Santoro de Brito, Maria Helena Kropf, Domingos Sávio de Oliveira, Rose Gonçalves e a Natália Ribeiro Fiche pelos seus trabalhos baseados no meu método, a serem publicados no livro *A voz em cena*. À doutoranda Maria Beatriz Carneiro, cuja tese de voz é baseada em meu método. A todos aqueles que seguem este mesmo método em escolas e universidades de todo o país, e que mencionam o meu trabalho em seus livros. Aos meus alunos do Instituto Benjamin Constant, que me ajudaram a desenvolver o meu método. Aos meus clientes: atores, políticos, locutores, jornalistas, empressários, etc, que me permitiram confirmar a efetividade do meu método. À Dra. Maria Cristina Palhares dos Anjos Tellechea, que durante onze anos foi minha incansável representante em uma árdua, embora vitoriosa, causa trabalhista. À Danila Meireles Tavares, Ângelo Labanca, Dr. Orlando e Geyza Calaza e Romeu Gonçalves. Ao Dr. Orlando Freitas Neto, Dr. Juarez Avellar e Marly Canogia. À minha cliente e amiga, juíza Dra. Maria das Graças Paranhos. E a todos os futuros fonoaudiólogos que venham a usar o meu método.

**Glorinha Beuttenmüller**

# FICHA TÉCNICA

*Dados:*
Nome: Maria da Glória Cavalcanti Beuttenmüller.
Profissão: Fonoaudióloga.
Natural: Rio de Janeiro.
Estado Civil: viúva.
Filiação: Gustavo Linhares Beuttenmüller e Laura Cavalcanti Beuttenmüller
Filhos: Antônio Frederico e Vânia Maria
Netos: Gustavo, Gabriela e Vanessa
Bisnetos: Bruna Luiza

*Registros Profissionais:*
Fonoaudióloga, Conselho Regional Fonoaudiologia.
Logopedista Autônoma, INSS.
Professora de Ensino Especializado, MEC.
Professora de Dicção, Declamação, Impostação, Improvisação e Correlatos, Departamento Técnico Profissional, RJ.
Professora de Expressão Vocal, Conselho Federal de Educação.
Professora de Ciências Físicas e Biológicas aplicadas à Música, Escola de Música UFRJ-MEC, RJ.
Professora de História da Música, Escola de Música UFRJ-MEC, RJ.
Coordenadora do Setor de Logopedia, MEC, RJ.

*Formação Profissional:*
Teatro — Fundação Brasileira de Teatro, RJ, 1957.
Ciências Biológicas aplicadas à Música, Escola de Música, UFRJ, 1960.
História da Música, Escola de Música, UFRJ, 1960.

Teoria e Solfejo, Escola de Música, UFRJ, 1960.
Análise Harmônica, Escola de Música, UFRJ, 1960.
Oratória, Departamento de Educação e Cultura, MEC, RJ, 1964.
Impostação de Voz, Departamento de Educação e Cultura, MEC, RJ, 1964.
Foniatria, Escola de Reabilitação do Rio de Janeiro, 1964.
Logopedia, Fonoaudiologia, Escola de Reabilitação do Rio de Janeiro, 1966.
Psicomotricidade, Instituto de Psicologia Clínica, Educacional e Profissional, 1970.
Didática, Fefierj, MEC, 1972.
Eletromiografia, Associação Odontológica, RJ, 1972.
Psicopedagogia na Dislexia e na Deficiência Mental, Instituto Nacional de Surdos, 1972.

*Atividades profissionais:*

*Magistério*
Coordenadora do Setor de Logopedia, Instituto Benjamin Constant, 1960-74.
Chefe do Departamento de Voz e Dicção e Banca Examinadora dos Exames Vestibulares, Escola de Teatro da Fefierj, 1964-75.
Membro da Associação Brasileira de Professores de Surdos, ABRAPS, 1964.
Docente do Curso de Especialização Didática, Escolas Federais Isoladas (Fefierj), 1972.
Fundadora do Curso de Voz e Fala, Instituto Villa-Lobos, Fefierj, 1972.
Professora de Dicção e Expressão Vocal, Escola de Teatro da UniRio, 1975.
Professora de Dicção e Expressão Vocal, Escola de Teatro Martins Pena, 1975.

Professora de Dicção e Expressão Vocal, Faculdade da Cidade, RJ, 1982.

"Mergulho Teatral: Dicção e Expressão Vocal", Escola Profissionalizante de Teatro, CAL, RJ, 1985.

*Cursos*

"Arte de dizer", Colégio Além-Paraíba, MG, 1957-59.

"Dicção", Socila, RJ, 1959-62.

"Aprimoramento da Fala para Ledores e Professores de Deficientes Visuais", Instituto Benjamin Constant, MEC, RJ, 1969

Instituto Benjamin Constant, MEC, RJ, 1963.

Associação Brasileira de Professores de Surdos, RJ, 1963.

Associação Universitária Santa Úrsula, 1963.

Conservatório Brasileiro de Música, 1965.

PUC, Rio de Janeiro, RJ, 1966.

Curso de Extensão e Aperfeiçoamento, Instituto de Educação, RJ, 1967.

"Problemas de Deglutição e Fonação", Associação Brasileira de Odontologia, 1969.

Associação Brasileira de Imprensa ABI, RJ, 1970.

Pontifícia Universidade Católica PUC, RJ, 1971.

Associação de Mulheres Universitárias, RJ, 1972.

Faculdade de Medicina de Valença, RJ, 1972.

Curso de Musicoterapia do Conservatório Brasileiro de Música, RJ, 1972-74

"Equilíbrio da Musculatura Orofacial", Policlínica Geral do Rio de Janeiro, 1973

"Voz", UFRJ, Uni-Rio, Centro de Letras e Artes, 1973.

"Introdução ao Estudo dos Problemas da Voz", Sociedade Brasileira de Logopedia, 1973.

Curso de Iniciação Teatral, IV Centenário de Niterói, Prefeitura Municipal de Niterói, RJ, 1973

"Orientação Pedagógica ao Aprendizado da Linguagem", Instituto Benjamin Constant, MEC, RJ, 1973.
"Adestramento Precoce do Deficiente Visual de 0 a 4 anos", PUC, Rio, SNESP-MEC, 1975.
"Dicção e Impostação da Voz, Método Espaço-Direcional", Faculdade de Fonoaudiologia, RJ, 1977.

*Orientação profissional*

*Rádio*
Rádio MEC, quarenta cursos de 1964 a 1973
Rádio Rural, Equipe de Informação Agrícola, 1968
Rádio Tupi, "Dicção aos Comunicadores", 1976
Rádio Jornal do Brasil, "Aperfeiçoamento de Dicção para Repórteres", 1976

*Telejornalismo*
TV Globo Rio, Belo Horizonte, Recife, São Paulo e Brasília, "Orientação Vocal ao Telejornalismo", 1974-76
TV Globo, Orientação Vocal em todas as praças do Telejornalismo durante 18 anos.
TV Globo, Primeiro Caderno de Jornalismo, Curso para Repórter, 1980/81
TV Bandeirantes, Orientação Vocal ao Telejornalismo
Outras Redes de TV: Manchete e Record

*Comunicação de massa*
"Voz e Fala na Comunicação de Massa", Instituto Villa-Lobos, RJ, 1970.
Associação Brasileira de Imprensa, 1970-74
"Comunicação Sonora: Voz e Fala", Museu de Arte Moderna, 1971.

*Comunicação empresarial*
"Orientação aos Chefes de Comissários de Bordo, Linha Internacional", Varig, RJ, 1973
ARSA Aeroportos , RJ, 1977
"Dicção para Comandantes do Exército Brasileiro", CEP-Rio, 1977
"Arte do falar, ferramenta para um bom negócio", para a diretoria do BNDES, RJ, 2001.

*Acompanhamento profissional e artístico*
Preparação de dicção na Paixão segundo *São Matheus*, de Bach, Teatro Municipal Rio de Janeiro, 1965

*Direção vocal interpretativa:*
Teatro: *Papa Highirte, A Gaivota, Os filhos de Kennedy, A noite dos campeões, Gota d'água, Ópera do Malandro, Os Veranistas, Nostradamus, Vejo um vulto na janela me acudam que eu sou Donzela, Amor de Poeta, Um caso de Vida ou Morte, Dona Xepa, O Cortiço, De caso com a vida*, entre outras.
Cinema: *O judeu* e *A serpente*

*Trabalhos e livros publicados:*
"Você Sabe Falar?", O Globo, maio de 1961.
*Dicção, como falar bem* — Editora O Nordeste, Fortaleza, CE, 1961
"Organograma e Exercícios dos Cursos de Aperfeiçoamento da Dicção e Impostação de Voz", MEC, RJ
"Expressão Oral, Integração do Cego à Sociedade", *Revista Tato*, 12/1968
"Ortofonia e Ortodontia, duas ciências unidas para o êxito de um trabalho", *Revista Brasileira de Odontologia*, n. 169, 1971.
"Reequilíbrio da Musculatura Orofacial", *Revista Brasileira de Odontologia*, n. 178.

"Método Espaço-Direcional, Dicção, Plano de Disciplina", editado pelo Centro de Objetivação do Ensino da Escola Técnica Federal.

"Voz e Respiração", *Caderno de Teatro*, número 56, 1973

*Expressão Vocal e Expressão Corporal*, Editora Forense Universitária — com Nelly Laport.

*Das linhas do rosto às letras do alfabeto*, Editora Francisco Alves, 1976

*Estímulo Precoce para Deficientes Visuais*, Editora Santa Úrsula, 1975

*Locução e TV* — Editora Santa Úrsula, 1976

"Reequilíbro da Musculatura Orofacial", com Vânia Beuttenmüller

"O despertar da Comunicação Vocal" — Enelivros, 1995.

*Prêmios:*

Prêmio Rosa de Prata — Crata, 1970

Voto de Louvor do Congresso Nacional, por seu trabalho com deficientes visuais, Diário do Congresso, 1974.

Voto de Louvor da Assembléia Legislativa do Rio de Janeiro, por seu trabalho com deficientes visuais.

Indicação ao Prêmio Estácio de Sá, por seu trabalho junto ao teatro brasileiro, 1973.

Diploma da Federação das Escolas Federais Isoladas do Estado do Rio de Janeiro, pelos relevantes serviços prestados ao magistério e à educação do nosso país, 1976.

Prêmio Golfinho de Ouro, Rio, 1976

"10 Mulheres do Ano", Logopedia, Conselho de Mulheres do Brasil, 1977.

Prêmio Estácio de Sá, Museu da Imagem e do Som, Setor Teatro, 1977.

Destaque pela Classe Teatral em Poeiras de Estrelas, pelo seu trabalho de expressão vocal para o Teatro Brasileiro, 1977.

Prêmio Estácio de Sá, pela contribuição e ajuda ao teatro, 1977.
Troféu Rádio MEC 50 anos, 1986.
Prêmio Shell de Teatro, 1998.
Prêmio Voz Ativa, Associação Brasileira de Odontologia, RJ, 2002

*Homenagens:*
Diploma da Fefierj, pelos serviços prestados, 1973
Professora Emérita da Uni-Rio, 1993.
Diploma do Instituto Brasileiro de Medicina de Reabilitação na XXVII Semana Científico-Cultural e XXIII Encontro dos Ex-Alunos do IBMR, 2001.
Centro de Estudos de Pessoal, Forte Duque de Caxias, RJ.
Festival de Teatro Amador, Ponta Grossa, PR.
Turmas "Maria da Glória Beuttenmüller": Faculdade CESRIO, Faculdade Veiga de Almeida 2000, Faculdade Helena Antipoff, Faculdade IBMR, Instituto Brasileiro de Medicina e Reabilitação, Faculdade IBMR, através de Domingos Savio, Leila Mendes, Marília Costa, Marli Santoro, Rose Gonçalves e Vânia Beuttenmüller, 1999.
Universidade Veiga de Almeida, RJ, 2000.
Sala Glorinha Beuttenmüller, Clínica Dr. Amadeu Furtado, fonoaudióloga Conceição Maria de Weyne.

# CÓDIGO DE ÉTICA

### Das Disposições Preliminares

**Art. 1º** O presente Código de Ética regulamenta os direitos e deveres dos profissionais e entidades inscritos nos Conselhos de Fonoaudiologia.
§ 1º Compete ao CFFa zelar pela observância dos princípios deste código, introduzindo alterações, através de discussões com a categoria ou sob proposta dos Conselhos Regionais; funcionar como Conselho Superior de Ética Profissional, além de firmar jurisprudência e atuar nos casos omissos.
§ 2º Compete aos Conselhos Regionais, nas áreas de suas respectivas jurisdições, zelar pela observância dos princípios e diretrizes deste código e funcionar como órgão julgador de primeira instância.
§ 3º A fim de garantir a execução deste Código de Ética, cabe ao Fonoaudiólogo e aos interessados comunicar aos Conselhos Regionais ou Federal de Fonoaudiologia, com clareza e embasamento, fatos que caracterizem a inobservância do presente código e das normas que regulamentam o exercício da Fonoaudiologia.
**Art. 2º** Os infratores do presente código sujeitar-se-ão às penas disciplinares previstas em lei.

### Dos Princípios Gerais

**Art. 3º** O Fonoaudiólogo é o profissional da área da saúde, legalmente credenciado nos termos da Lei nº 6965, de 9 de dezembro de 1981, e pelo Decreto 87.218, de 31 de maio de 1982, que atua na comunicação oral e escrita, voz e audição, pesquisando, prevenindo, diagnosticando, habilitando, reabilitando e aperfeiçoando, sem discriminação de qualquer natureza.
**Art. 4º** O Fonoaudiólogo compromete-se com o bem-estar dos clientes sob seu atendimento profissional, utilizando todos os recursos disponíveis, incluindo a relação interprofissional, para propiciar o melhor serviço possível, agindo com o máximo de zelo e o melhor de sua capacidade profissional, assumindo a responsabilidade por qualquer ato fonoaudiológico do qual participou ou que tenha indicado.
**Art. 5º** O Fonoaudiólogo tem o dever de exercer a Fonoaudiologia com honra, dignidade e a exata compreensão de sua responsabilidade, devendo, para tanto, ter boas condições de trabalho, fazendo jus à remuneração justa e à insalubridade em condições adversas de trabalho.
**Art. 6º** O Fonoaudiólogo deve aprimorar sempre seus conhecimentos e usar o melhor do progresso técnico-científico em benefício do cliente e da Fonoaudiologia.

**Art. 7º** O Fonoaudiólogo deve honrar sua responsabilidade para com os outros profissionais, mantendo elevado nível de dignidade e harmoniosas relações inter e intraprofissionais.

## Dos Direitos Fundamentais do Fonoaudiólogo

**Art. 8º** São direitos do Fonoaudiólogo:
I — exercer a Fonoaudiologia, sem ser discriminado por questões de ordem política, social, econômica, religiosa, étnica, opção sexual ou de qualquer outra natureza;
II — pesquisar, diagnosticar, planejar, realizar exames e tratamentos, elaborar laudos, orientações e pareceres fonoaudiológicos, observando as práticas reconhecidamente aceitas e as normas legais vigentes no país;
III — ter ampla autonomia no exercício da profissão, podendo optar pelos casos que deseje ou não atender;
IV — ter ampla autonomia no exercício profissional para recusar prestar serviços incompatíveis com as suas atribuições, cargos ou funções, ou que sejam contrários aos preceitos deste código;
V — escolher o procedimento mais adequado ao cliente, observando as práticas fonoaudiológicas;
VI — dedicar o tempo que considerar necessário ao desempenho de suas atribuições, a fim de manter o nível de qualidade do serviço prestado;
VII — ter condições de trabalhar em ambiente salubre, para exercer a Fonoaudiologia com honra e dignidade;
VIII — ter liberdade na realização de seus estudos e pesquisas, resguardados os direitos de indivíduos ou grupos envolvidos em seus trabalhos;
IX — quando necessário, após avaliar pessoalmente o cliente, acompanhá-lo à distância, devendo este retornar para reavaliações;
X — não se submeter a qualquer disposição estatutária ou regimental, pública ou privada, que limite a escolha dos meios utilizados para a plena atuação profissional, salvo quando em benefício do cliente;
XI — apontar falhas nas leis, normas, regulamentos e práticas das instituições públicas ou privadas em que trabalhe, quando julgá-las indignas ou quando não atenderem às necessidades de segurança, prejudicando o cliente, o meio ambiente e a saúde pública e coletiva, devendo, nestes casos, dirigir-se aos órgãos competentes e ao Conselho Regional de sua jurisdição;
XII — ser solidário com movimentos de defesa da dignidade profissional, seja por remuneração condigna, seja por condições de trabalho compatíveis com o exercício ético profissional da Fonoaudiologia e seu aprimoramento técnico-científico, defendendo o pleno exercício da cidadania;
XIII — solicitar, por parte do cliente, assinatura de um termo de ciência do tratamento a ser realizado, objetivando que o mesmo assuma sua parcela de responsabilidade no tocante à assiduidade, pontualidade e interrupção do tratamento.

## Das Responsabilidades Gerais do Fonoaudiólogo

**Art. 9º** São deveres fundamentais do Fonoaudiólogo:
I — exercer a Fonoaudiologia de forma plena, enquanto ciência voltada às áreas da comunicação oral e escrita, voz e audição, utilizando os conhecimentos e recursos que sua experiência clínica demandar, para promover o bem-estar do cliente e da coletividade;
II — esforçar-se para obter eficiência máxima em seus serviços, em benefício do cliente;
III — desenvolver suas atividades profissionais de forma eficiente, assumindo a responsabilidade pelos procedimentos de que participou ou indicou, mesmo quando em equipe;
IV — colaborar, sempre que possível e desinteressadamente, em campanhas educacionais que visem difundir princípios fonoaudiológicos úteis ao bem-estar da coletividade;
V — prestar serviços profissionais nas situações de calamidade pública e/ou de graves crises sociais;
VI — utilizar, obrigatoriamente, seu número de registro no conselho onde estiver inscrito, em qualquer procedimento ou ato fonoaudiológico, acompanhado da rubrica ou assinatura;
VII — comunicar ao Conselho de Fonoaudiologia onde estiver inscrito, recusa ou demissão de cargo, função ou emprego, motivada pela necessidade de preservar os legítimos interesses da profissão ou a aplicação deste código;
VIII — empenhar-se para melhorar as condições de atendimento à população e assumir sua parcela de responsabilidade em relação à saúde e à educação;
IX — em função de chefia ou não, assegurar o bom desempenho da Fonoaudiologia, sob os aspectos ético-técnico-profissionais;
X — recorrer a outros profissionais sempre que for necessário.

**Art. 10** Ao Fonoaudiólogo é vedado:
I — anunciar títulos acadêmicos que não possua ou especialidades para as quais não esteja habilitado;
II — realizar atividades profissionais de docência e/ou administrativas relacionadas diretamente à Fonoaudiologia sem o devido registro no Conselho de sua jurisdição;
III — assumir procedimento para o qual não esteja capacitado pessoal, técnica ou cientificamente;
IV — dar diagnóstico ou realizar terapia fonoaudiológica individual ou em grupo, através de qualquer veículo de comunicação de massa (rádio, TV, jornais, revistas e outros), bem como prescrever tratamento ou outros procedimentos sem exame direto do cliente;
V — acumpliciar-se, de qualquer forma, com pessoas que exerçam ilegalmente a profissão de Fonoaudiólogo, ou com instituições que pratiquem atos ilícitos;
VI — usar pessoas não habilitadas para a realização de práticas fonoaudiológicas em substituição à sua própria atividade;

VII — delegar e/ou dar treinamento a profissionais de outras áreas e a leigos de atribuições do Fonoaudiólogo ou de sua área de atuação, mesmo por exigência de chefia, empregadores e convênios;
VIII — adulterar resultados fonoaudiológicos e fazer declarações falsas sobre situações ou estudos de que tenha participado ou tomado conhecimento;
IX — agenciar, aliciar ou desviar, por qualquer meio, cliente de instituição pública ou privada para clínica particular sua ou de colega;
X — pagar ou receber remuneração, comissão ou vantagem de outro profissional, Fonoaudiólogo ou não, de entidade de assistência à saúde ou estabelecimento congênere e de empresa industrial ou comercial, por intercâmbio de clientes ou por serviços fonoaudiológicos que não tenha efetivamente prestado;
XI — omitir-se diante de profissionais ou instituições que pratiquem atos ilícitos ou que desvalorizem a profissão, bem como não relatar estes fatos ao Conselho de sua jurisdição;
XII — responsabilizar terceiros por seus insucessos, sem a devida comprovação;
XIII) deixar de cumprir, sem justificativa, as solicitações dos Conselhos Federal ou Regionais de sua jurisdição;
XIV — permitir que outros profissionais assinem laudos, exames, avaliações e pareceres fonoaudiológicos que tenha realizado;
XV — deixar de assumir responsabilidade sobre seus procedimentos, dentro de uma equipe multidisciplinar.

## Das Responsabilidades para com o Cliente

**Art. 11** Define-se como cliente a pessoa e/ou seu representante legal, entidade ou organização, a quem o Fonoaudiólogo presta serviços profissionais e em benefício do qual deverá agir com o máximo zelo e o melhor de sua capacidade profissional.

**Art. 12** São deveres do Fonoaudiólogo nas suas relações com o cliente:
I — quando da avaliação inicial, esclarecer ao cliente sobre o diagnóstico, prognóstico e objetivos, assim como o custo dos procedimentos fonoaudiológicos adotados, permitindo que este aceite ou não o tratamento indicado;
II — limitar o número de clientes, respeitando as particularidades de cada um, visando preservar a qualidade do atendimento;
III — esclarecer ao cliente sobre os prejuízos de uma possível interrupção do tratamento, ficando isento de qualquer responsabilidade caso o cliente mantenha-se em seus propósitos;
IV — esclarecer ao cliente, no caso de indicação de atendimento em equipe, a qualificação dos demais membros desta, definindo suas responsabilidades e funções;
V — elaborar prontuário ou fichas clínicas para seus clientes, guardando-os em lugar apropriado e evitando assim que pessoas estranhas tenham acesso a eles;
VI — permitir ao cliente o acesso ao prontuário, dando-lhe as explicações necessárias à compreensão do mesmo;

VII — fornecer diretamente ao cliente os resultados dos procedimentos realizados, mesmo quando o serviço for contratado por terceiros;
VIII — avaliar, periodicamente, o serviço prestado, para determinar sua eficácia;
IX — encaminhar o cliente a outros profissionais sempre que for necessário;
X — esclarecer ao cliente sobre as implicações de tratamentos fonoaudiológicos equivalentes, praticados simultaneamente;
XI — garantir a privacidade do atendimento, impedindo a presença ou interferência de pessoas alheias, a não ser em caso de supervisão, estágio ou observação;
XII — fornecer laudo fonoaudiológico ao cliente, quando este for encaminhado ou transferido com fins de continuidade do tratamento, na alta ou por simples desistência, quando solicitado;
XIII — atender seus clientes sem estabelecer discriminações ou prioridades de ordem política, social, econômica, religiosa, opção sexual ou de qualquer outra natureza, independentemente de esfera institucional ou privada;
XIV — esclarecer ao cliente sobre as influências sociais, ambientais e profissionais na evolução de seu quadro clínico;
XV — esclarecer ao cliente sobre as conseqüências sociais e/ou profissionais da patologia apresentada;
XVI — atender o cliente hospitalizado, se assim for necessário;
XVII — permitir o acesso do responsável ou representante legal à avaliação e ao tratamento, salvo quando sua presença comprometer a eficácia do atendimento;
XVIII — informar ao cliente, em linguagem clara e simples, sobre os procedimentos adotados em cada avaliação e tratamento realizado.

**Art. 13** Ao Fonoaudiólogo, em sua relação com o cliente, é vedado:
I — exagerar o quadro diagnóstico ou prognóstico, complicar a terapêutica ou exceder-se em número de consultas ou em quaisquer outros procedimentos fonoaudiológicos, incluindo-se o aconselhamento para a compra de equipamentos e aparelhos desnecessários ou inadequados ao cliente;
II — garantir resultados de tratamento através de métodos infalíveis, sensacionalistas ou de conteúdo inverídico de qualquer tratamento;
III — obter vantagem física, emocional, financeira, comercial ou política de seus clientes;
IV — usar a profissão para corromper, lesar ou alterar a personalidade e a integridade física e psíquica dos clientes a ele confiados, ou ser conivente com esta prática;
V — deixar de utilizar todos os meios disponíveis de diagnóstico e tratamento a seu alcance em favor do cliente;
VI — omitir informações sobre serviços oferecidos por órgãos públicos ou privados quando solicitado pelo cliente;
VII — abandonar clientes sob seus cuidados, salvo por motivos de força maior, encaminhando-os a outro Fonoaudiólogo;
VIII — fornecer atestado, laudo ou parecer sem ter praticado o ato profissional que o justifique, ou que não corresponda à verdade;

IX — praticar atos profissionais danosos ao cliente, que possam ser caracterizados como imperícia, imprudência ou negligência;
X — clinicar em residências familiares que não possuam ambiente apropriado, condição fundamental para o atendimento proposto;
XI — utilizar-se de qualquer documentação de propriedade do cliente, sem seu conhecimento, como instrumento de acusação em processo contra outro profissional.

## Das Responsabilidades nas Relações com outros Fonoaudiólogos

**Art. 14** É dever do Fonoaudiólogo:
I — ter para com outros Fonoaudiólogos o respeito e a solidariedade que refletem a harmonia da classe;
II — colaborar com seus colegas e prestar-lhes serviços profissionais, quando solicitado;
III — divulgar para seus colegas seu conhecimento clínico e experiência profissional.

**Art. 15** É vedado ao Fonoaudiólogo:
I — atender a cliente que esteja sendo assistido por outro colega, salvo nas seguintes situações:
a) a pedido desse colega;
b) se procurado espontaneamente pelo cliente, dando ciência ao colega;
II — emitir julgamento depreciativo sobre o exercício da profissão, ressalvadas as comunicações de irregularidade transmitidas ao órgão competente;
III — explorar o colega, profissional e financeiramente;
IV — deixar de encaminhar de volta ao Fonoaudiólogo responsável o cliente que lhe foi enviado para procedimento específico, devendo, na ocasião, fornecer o laudo-diagnóstico ou parecer sobre o caso;
V — permanecer com o cliente atendido por outro colega, quando em substituição temporária, após o mesmo ter retornado às suas atividades, salvo por conveniência do cliente, devendo comunicar o fato, obrigatoriamente, ao Fonoaudiólogo que o atendeu;
VI — deixar de relatar ao seu substituto o quadro clínico dos clientes sob sua responsabilidade ou ao realizar encaminhamentos;
VII — utilizar-se de sua posição hierárquica para impedir que seus subordinados atuem dentro dos princípios éticos;
VIII — servir-se de posição hierárquica para impedir, prejudicar ou dificultar, por qualquer motivo discriminatório, que outro colega possa realizar seu trabalho;
IX — alterar conduta fonoaudiológica determinada por outro Fonaudiólogo, mesmo quando investido em função de chefia ou de auditoria, salvo em situação de indiscutível prejuízo para o cliente, devendo comunicar, imediatamente, o fato ao Fonoaudiólogo responsável;

X — pleitear para si ou para outrem emprego, cargo ou função que esteja sendo exercida por colega, bem como praticar outros atos de concorrência desleal;
XI — posicionar-se, com fins de obter vantagens, contra os movimentos legítimos da categoria;
XII — prejudicar deliberadamente o trabalho, obra ou imagem de outro Fonoaudiólogo, ressalvadas as comunicações de irregularidades aos órgãos competentes;
XIII — servir-se de sua posição hierárquica para impedir ou dificultar que o colega utilize as instalações e demais recursos das instituições ou setores sob sua direção, quando se tratar de desenvolvimento de pesquisa.

### Das Responsabilidades e Relações com as Instituições Empregatícias e outras

**Art. 16** São direitos do Fonoaudiólogo:
I — formular, junto às autoridades competentes, críticas e/ou propostas aos serviços públicos ou privados com o fim de preservar o bom atendimento fonoaudiológico e o bem-estar do cliente;
II — recusar-se a exercer a profissão em instituição pública ou privada onde inexistam condições dignas de trabalho ou que possam prejudicar o cliente;
III — suspender suas atividades, individual ou coletivamente, quando a instituição pública ou privada para a qual trabalha não oferecer condições mínimas para o exercício profissional;
IV — ter acesso a informações institucionais que se relacionem à sua área de trabalho, e sejam necessárias ao pleno exercício das atribuições profissionais;
V — criar e integrar comissões interdisciplinares nos locais de trabalho do profissional.

**Art. 17** São deveres do Fonoaudiólogo:
I — quando funcionário de uma organização, sujeitar-se aos padrões gerais da instituição, salvo quando o regulamento ou costumes ali vigentes contrariem sua consciência profissional, os princípios e normas deste código e da Lei 6.965/81;
II — preservar normas básicas à eficácia do exercício da Fonoaudiologia, respeitando os interesses da profissão, quando investido de direção ou chefia, no relacionamento com seus colegas;
III — empenhar-se na viabilização dos direitos do cliente;
IV — empregar com transparência as verbas sob sua responsabilidade, de acordo com os interesses e necessidades coletivos;

**Art. 18** É vedado ao Fonoaudiólogo:
I — prevalecer-se de cargo de chefia para atos discriminatórios e abuso do poder;
II — na condição de proprietário, sócio ou dirigente de empresas ou instituições prestadoras de serviços fonoaudiológicos, explorar o trabalho de outros Fonoaudiólogos, isoladamente ou em equipe, bem como tirar vantagens pessoais;
III — quando em função de chefia, reduzir a remuneração devida a outro Fonoaudiólogo, utilizando-se de descontos a título de taxa de administração ou quaisquer outros artifícios;

IV — usar ou permitir o tráfico de influência para obtenção de emprego, desrespeitando concursos ou processos seletivos legais;
V — utilizar recursos institucionais financeiros, cargo ou função para fins partidários ou eleitorais;
VI — agenciar, aliciar ou desviar, por qualquer meio, para clínica particular ou instituições de qualquer natureza, cliente que tenha atendido em virtude de sua função em instituições públicas, como forma de obter vantagens pessoais.

### Das Relações com outras Profissões

**Art. 19** O Fonoaudiólogo procurará manter e desenvolver boas relações com os componentes de outras categorias profissionais, não prejudicando o trabalho e a reputação destes e respeitando os limites de sua área e das atividades que lhe são reservadas pela legislação;
**Art. 20** O Fonoaudiólogo deve estabelecer e manter relacionamento de intercâmbio e colaboração com os colegas de outras profissões:
I — informando-os a respeito de serviços de Fonoaudiologia;
II — emitindo parecer fonoaudiológico sobre seus clientes, a fim de contribuir para a ação terapêutica e eficaz da outra profissão;
III — respeitando a hierarquia técnico-administrativa, científica e docente, perante os membros da equipe;
IV — incentivando, sempre que possível, a prática profissional interdisciplinar;
V — respeitando as normas e princípios éticos das outras profissões;
VI — assessorando na prestação de serviços que estejam sendo efetuados por outro profissional somente quando se tratar de trabalho multidisciplinar e este fizer parte da metodologia adotada;
VII — sendo solidário com outros profissionais, sem, todavia, omitir-se de denunciar atos que contrariem os postulados éticos deste código.

### Das Relações com as Associações Representativas dos Fonoaudiólogos

**Art. 21** O Fonoaudiólogo procurará filiar-se às associações, entidades representativas e de organização da categoria, que tenham como finalidade a difusão e o aprimoramento da Fonoaudiologia como ciência, bem como a defesa dos interesses de sua classe.
**Art. 22** É dever do Fonoaudiólogo promover e apoiar as iniciativas e os movimentos de defesa dos interesses éticos, culturais, científicos e materiais da classe, através dos seus órgãos representativos;
**Art. 23** É vedado ao Fonoaudiólogo:
I — servir-se da entidade de classe para promoção própria ou usufruir de vantagens pessoais;

II — prejudicar moral ou materialmente a entidade;
III — usar o nome da entidade para promoção comercial;
IV — desrespeitar a entidade, injuriar ou difamar qualquer componente desta.

### Das Relações com a Justiça

**Art. 24** O Fonoaudiólogo servirá imparcialmente à Justiça.
**Art. 25** Qualquer Fonoaudiólogo, no exercício legal de sua profissão, pode ser nomeado perito para esclarecer a Justiça em assuntos de sua competência.
Parágrafo único — O Fonoaudiólogo pode escusar-se de funcionar em perícia cujo assunto escape à sua competência, ou por motivo de força maior, devendo sempre dar a devida consideração à autoridade que o nomeou, solicitando-lhe dispensa do encargo antes de qualquer compromissamento.
**Art. 26** O Fonoaudiólogo perito deverá agir com absoluta isenção, sem violar os princípios ético-profissionais, limitando-se à exposição do que tiver conhecimento através dos exames e observações, não ultrapassando os limites de suas atribuições.
**Art. 27** É dever do Fonoaudiólogo:
Parágrafo único — Levar ao conhecimento da autoridade que o nomeou a impossibilidade de formular o parecer fonoaudiológico quando ocorrer recusa por parte da pessoa ou Instituição que deveria ser por ele examinada ou qualquer outro motivo impeditivo;
**Art. 28** É vedado ao Fonoaudiólogo:
I — funcionar em perícia em que uma das partes envolvidas seja parente, amigo, inimigo ou cliente.
II — valer-se do cargo que exerce, do parentesco ou amizade com autoridades administrativas ou judiciárias, para pleitear ser nomeado perito;
III — intervir, quando na qualidade de auditor, nos atos de outro profissional, ou fazer qualquer apreciação na presença do examinado, reservando suas observações, sempre fundamentadas, para o relatório sigiloso e lacrado;
IV — depor como testemunha sobre situação sigilosa do cliente de que tenha conhecimento no exercício profissional, quando não autorizado por este.

### Do Sigilo Profissional

**Art. 29** O Fonoaudiólogo deve manter sigilo sobre fatos de que tenha conhecimento em decorrência de sua relação com o cliente, desde que seu silêncio não ponha em risco a saúde deste ou da comunidade.
**Art. 30** O Fonoaudiólogo não revelará como testemunho, fatos de que tenha conhecimento no exercício da sua profissão, mas, intimado a depor, é obrigado a comparecer perante autoridade para declarar-lhe que está preso à guarda do sigilo profissional.

**Art. 31** Os resultados de exames só serão fornecidos a terceiros interessados sob a concordância do próprio examinado ou de seu representante legal.
**Art. 32** O Fonoaudiólogo está obrigado a guardar sigilo sobre as informações de outros profissionais também comprometidos com o caso.
**Art. 33** Os prontuários fonoaudiológicos são documentos sigilosos e a eles não será franqueado o acesso de pessoas estranhas ao caso.

## Das Comunicações Científicas e das Publicações

**Art. 34** Nas comunicações e publicações de trabalhos científicos serão observadas as seguintes normas:
I — as discordâncias em relação a opiniões ou trabalhos devem ter cunho estritamente impessoal; porém a crítica, que não pode visar ao autor mas à matéria, não deve deixar de ser feita;
II — quando os fatos forem examinados por dois ou mais Fonoaudiólogos que atuem em áreas diferentes e houver concordância a respeito do trabalho, os termos de ajuste serão rigorosamente observados pelos participantes, podendo cada um fazer publicação independente;
III — quando de pesquisas em colaboração, é de boa norma que, na publicação, deve-se dar igual ênfase aos autores. Entretanto, na enumeração dos colaboradores, procurar dar prioridade ao principal ou ao idealizador do trabalho ou da pesquisa;
IV — em nenhum caso o Fonoaudiólogo se prevalecerá da posição que ocupa para assinar ou publicar, em seu nome exclusivo ou de outrem, trabalho de seus subordinados ou de terceiros, mesmo quando executados sob sua orientação;
V — é ilícito utilizar, sem referência ao autor ou sem sua autorização expressa, dados, informações ou opiniões colhidas em fontes não publicadas ou particulares;
VI — todo trabalho científico deve ser acompanhado da citação da bibliografia utilizada, a fim de que se evitem dúvidas quanto à autoria das pesquisas, devendo, ainda, esclarecer-se bem quais os fatos referidos que não pertençam ao próprio autor do trabalho;
VII — sempre que possível, deve o autor do trabalho fonoaudiológico científico citar trabalhos nacionais sobre o mesmo assunto;
VIII — nas publicações de estudo de caso ou relato de terapias fonoaudiológicas, a identidade do cliente poderá ser usada, quando autorizado pelo cliente, desde que haja contribuição científica para a profissão;
**Art. 35** É vedado ao Fonoaudiólogo:
I — apresentar como originais quaisquer idéias, descobertas ou ilustrações que na realidade não o sejam;
II — divulgar publicamente novos conhecimentos científicos e processos de tratamento cujos valores ainda não estejam expressamente reconhecidos em eventos científicos de sua categoria;

III — divulgar informação sobre assunto fonoaudiológico de forma sensacionalista, promocional ou de conteúdo inverídico;
IV — falsear dados estatísticos ou deturpar sua interpretação científica.

## Da Publicidade Profissional e Atuação Comercial

**Art. 36** O Fonoaudiólogo, ao promover publicamente a divulgação de seus serviços, deverá fazê-lo com exatidão e dignidade.

**Art. 37** O Fonoaudiólogo, quando trabalhar para uma organização que vise lucro com a venda de seus produtos, poderá atuar como Consultor Científico em fonoaudiologia, buscando a qualidade e indicação desses produtos.

**Art. 38** Dos anúncios:
I — os anúncios, placas e impressos restringir-se-ão:
*a)* ao nome, título do profissional e número de sua inscrição no Conselho de sua jurisdição;
*b)* às áreas de atuação;
*c)* aos títulos de formação acadêmica mais significativos na profissão;
*d)* ao endereço, telefone, horário de trabalho, convênios e credenciamentos.
II — são permitidos anúncios fonoaudiológicos na divulgação de cursos, palestras, seminários e afins;
III — nas entrevistas em qualquer veículo de comunicação de massa, o Fonoaudiólogo deve zelar para que haja promoção da Fonoaudiologia e não promoção pessoal, garantindo o caráter exclusivamente de esclarecimento e educação da coletividade;
IV — o Fonoaudiólogo deve abster-se de responder a consultas através de veículos de comunicação de massa.

**Art. 39** É vedado ao Fonoaudiólogo:
I — permitir que seus títulos profissionais sejam usados para promover venda de equipamento ou produto relacionado com o campo profissional onde ele atua;
II — anunciar a prestação de serviços gratuitos ou a preços vis em consultórios particulares, preservando a qualidade e a dignidade da atuação fonoaudiológica;
III — inserir fotografias, nome, endereço ou qualquer outro elemento que identifique o cliente, sem sua prévia autorização;
IV — em anúncios nos meios de comunicação, fazer promessas sobre resultados terapêuticos, promovendo a publicidade enganosa ou abusiva da boa-fé do cliente;
V — anunciar preços ou modalidades de pagamento, exceto na divulgação de cursos, palestras, seminários e afins;
VI — anunciar serviços fonoaudiológicos através de folhas volantes ou similares;
VII — utilizar a divulgação de cargo ou função que exerça em Autarquias, Órgãos Públicos ou Privados, verbalmente ou em impressos diversos, para promoção pessoal e/ou comercial.

## Dos Honorários Profissionais

**Art. 40** Os honorários devem ser fixados com todo o cuidado, a fim de que representem justa retribuição pelos serviços prestados, sejam acessíveis ao cliente, não devendo o Fonoaudiólogo aceitar remuneração a preço vil, tornando assim a profissão reconhecida pela confiança e aprovação do público.
**Art. 41** Os honorários devem obedecer a um plano de serviços prestados e ser contratados previamente.
**Art. 42** É direito do Fonoaudiólogo apresentar seus honorários separadamente, quando no atendimento ao cliente participarem outros profissionais.
**Art. 43** O trabalho fonoaudiológico prestado às instituições comprovadamente filantrópicas e sem fins lucrativos poderá ser gratuito.
**Art. 44** É vedado ao Fonoaudiólogo:
I — firmar qualquer contrato de assistência fonoaudiológica que subordine os honorários ao resultado do tratamento ou à cura do cliente;
II — receber remuneração adicional de cliente como complemento de salário ou de honorários já estabelecidos.

## Das Relações com a Saúde Pública e Coletiva

**Art. 45** O Fonoaudiólogo deve procurar participar da elaboração de política de saúde junto às autoridades competentes, na organização, implantação e execução de projetos de Educação, Saúde Pública e Coletiva, nas áreas da comunicação oral e escrita, voz e audição que visem à pesquisa, promoção de saúde, prevenção, diagnóstico, habilitação e reabilitação.

## Da Observância, Aplicação e Cumprimento do Código de Ética

**Art. 46** Cabe ao Conselho de Fonoaudiologia competente, onde está inscrito o Fonoaudiólogo, a apuração das faltas que cometer contra este código e a aplicação das penalidades previstas na legislação em vigor.
Parágrafo único — Comete grave infração o Fonoaudiólogo que deixar de atender às solicitações ou intimações para instrução dos processos disciplinares, bem como quaisquer notificações ou convocações dos Conselhos Federal e Regionais.
**Art. 47** São deveres do Fonoaudiólogo:
I — denunciar ao Conselho de Fonoaudiologia, através de comunicação fundamentada, por escrito, qualquer forma de exercício irregular da profissão, infrações a princípios e diretrizes deste código e da legislação profissional;
II — comunicar ao Conselho de Fonoaudiologia em que estiver inscrito sobre a realização de cursos específicos da área, por indivíduos leigos, profissionais não qualificados, ou que não pertençam à sua área de atuação;

III — consultar o Conselho de Fonoaudiologia de sua jurisdição quando houver dúvidas a respeito da observância e aplicação deste código, ou em casos omissos;
IV — cumprir e fazer cumprir este código assim como a Lei de Regulamentação da Profissão.

**Art. 48** — Na relação com o Conselho de Fonoaudiologia de sua jurisdição, obriga-se o Fonoaudiólogo a:
I — cumprir fiel e integralmente as obrigações e compromissos assumidos, relativos ao exercício profissional;
II — acatar e respeitar os Acórdãos, Resoluções e Deliberações do Conselho Federal e dos Conselhos Regionais de Fonoaudiologia;
III — tratar com urbanidade e respeito os representantes do órgão quando no exercício de suas funções, facilitando o seu desempenho;
IV — propiciar informações fidedignas a respeito do exercício profissional.

## Das Disposições Legais

**Art. 49** O exercício da Fonoaudiologia implica compromisso moral, individual e coletivo de seus profissionais com os clientes e a sociedade, e impõe responsabilidades e deveres indelegáveis, cuja transgressão resultará em sanções disciplinares por parte do Conselho de Fonoaudiologia competente ou pelas leis do país.
**Art. 50** Quando da comercialização de quaisquer instrumentos ou materiais de uso do interessado, rigorosamente deverá pautar-se nos princípios deste Código de Ética.
**Art. 51** Os Fonoaudiólogos estrangeiros, quando atuarem em território nacional, obrigam-se ao respeito das normas e preceitos deste código.
**Art. 52** As dúvidas na observância deste Código e os casos omissos, encaminhados pelos Conselhos Regionais de Fonoaudiologia, serão apreciados e julgados pelo Conselho Federal de Fonoaudiologia.
**Art. 53** Este Código poderá ser alterado pelo Conselho Federal de Fonoaudiologia, por iniciativa própria ou mediante proposta de Conselhos Regionais.
**Art. 54** O presente Código entrará em vigor na data de sua publicação, revogadas todas as disposições em contrário.

# INSTITUIÇÕES DE ENSINO

CENTRO DE ENSINO SUPERIOR SANTA TEREZINHA
Avenida Casemiro Júnior, 12
Anil
São Luís – MA
CEP. 65145-180
Telefax: (98) 244-2900

CENTRO DE ENSINO SUPERIOR UNIFICADO DE BRASÍLIA
SGAS 913, s/n — Conjunto B
Asa Sul
Brasília – DF
CEP. 70390-130
Tel.: (61) 345-9100 FAX: (61) 245-4191

CENTRO UNIVERSITÁRIO DE ARARAQUARA – UNIARA
Rua Voluntários da Pátria, 1309
Araraquara – SP
CEP. 14801-320
Tel: (16) 222-0499 FAX: (16) 232-1921
e-mail: fonoaudiologia@uniara.com.br
Site: www.uniara.com.br

CENTRO UNIVERSITÁRIO DE BARRA MANSA – UBM
Rua Vereador Pinho de Carvalho, 267
Centro
Barra Mansa – RJ
CEP. 27330-550
Tel.: (21) 2322-0222 FAX: (21) 2322-3690
e-mail: fonoaudiologia@ubm.br
Site: www.ubm.br

CENTRO UNIVERSITÁRIO DE JOÃO PESSOA – UNIPÊ
Rodovia BR 230, Km 22
Água Fria
João Pessoa – PB
CEP. 58053-000
Tel.: (83) 231-1418 R.: 270-271

e-mail: info@unipe.br
Site: www.unipe.br

CENTRO UNIVERSITÁRIO DE MARINGÁ – CESUMAR
Avenida Guedner, 1610
Jardim Aclimação
Maringá – PR
CEP. 87050-390
Tel.: (44) 227-6360 R.: 133
e-mail: carla@cesumar.br
Site: www.cesumar.br

CENTRO UNIVERSITÁRIO DE RIO PRETO – UNIRP
Rua Yvette Gabriel Atique, 45
S. José do Rio Preto – SP
CEP. 15025-400
Tel.: (17) 211-3000/3115
e-mail: reitoria@unirpnet.com.br
Site: www.unirpnet.com.br

CENTRO UNIVERSITÁRIO DE VÁRZEA GRANDE – UNIVAG
Avenida Dom Orlando Chaves, 2.655
Cristo Rei
Várzea Grande – MT
CEP. 78118-000
Telefax: (65) 688-6000
e-mail: fono@univag.com.br
Site: www.univag.com.br

CENTRO UNIVERSITÁRIO DO NORTE PAULISTA – UNORP
Rua Ipiranga, 3460
S. José do Rio Preto – SP
CEP. 15020-040
Tel.: (17) 230-2552 FAX: (17) 230-2515
e-mail: unorp@unorp.br
Site: www.unorp.br

CENTRO UNIVERSITÁRIO FEEVALE
Rua Emílio Hauschild, 70
Vila Nova
Novo Hamburgo – RS
CEP. 93525-180

Tel.: (51) 586-8800/594-2122/593-5536
e-mail: bgoulart@feevale.br
site: www.feevale.br

CENTRO UNIVERSITÁRIO MOACYR SREDER BASTOS – MSB
Rua Engenheiro Trindade, 229
Campo Grande
Rio de Janeiro – RJ
CEP. 23050-290
Tel.: (21) 2413-5727 FAX: (21) 3394-4733
e-mail: info@msb.br
Site: www.msb.br

CENTRO UNIVERSITÁRIO NILTON LINS
Avenida Prof. Nilton Lins, 3259
Parque das Laranjeiras
Manaus – AM
CEP. 69058-040
Tel.: (92)643-2000 FAX: (92) 643-2113
e-mail: info@niltonlins.br
Site: www.niltonlins.br

CENTRO UNIVERSITÁRIO SÃO CAMILO – UNISC
Avenida Nazaré, 1501
São Paulo – SP
CEP. 04263-200
Tel.: (11) 6169-4000 FAX: (11) 6215-2361
e-mail: unisc@scamilo.br
Site: www.scamilo.br

CENTRO UNIVERSITÁRIO VILA VELHA – UVV
Rua Comissário José Dantas de Melo, 21
Boa Vista
Vila Velha – ES
CEP. 29102-770
Tel.: (27) 3320-2073
e-mail: fonoaudiologia@uvv.br
Site: www.uvv.br

ESCOLA DE CIÊNCIAS MÉDICAS DE ALAGOAS - ECMAL
Rua Jorge de Lima, 113

Trapiche da Barra
Maceió – AL
CEP. 57010-001
Telefax: (82) 326-2922
e-mail: webmaster@ecmal.br
Site: www.ecmal.br

ESCOLA SUPERIOR DE ENSINO HELENA ANTIPOFF – ESEHA
Estrada Caetano Monteiro, 857
Pendotiba
Niterói – RJ
CEP. 24320-570
Tel.: (21) 2616-3226 FAX: (21) 2616-1116
e-mail: eseha@nitnet.com.br
Site: www.pestalozzi.org.br

ESPAÇO DIRECIONAL COMUNICAÇÕES
Rua Guapiara, 27
Tijuca
Rio de Janeiro – RJ
CEP. 20521-180
Tel.: (21) 2254-6659/6859

FACULDADE AFIRMATIVO
Rua Cel. Pimenta Bueno, 534
D. Aquino
Cuiabá – MT
CEP. 78015-380
Tel.: (65) 622-2200 FAX: (65) 322-3800
e-mail: faculdade.afirmativo@terra.com.br
Site: www.afirmativo.com.br

FACULDADE DE CIÊNCIAS MÉDICAS DA SANTA CASA DE SÃO PAULO
Rua Dr. Cesário Motta Jr., 61
São Paulo – SP
CEP. 01221-020
Tel.: (11) 223-9922
e-mail: fcm.seco1@santacasasp.org.br
Site: www.santacasasp.org.br

FACULDADE DE REABILITAÇÃO DA ASCE – FRASCE
Rua Uarumã, 80
Higienópolis
Rio de Janeiro
CEP. 21050-660
Tel.: (21) 2560-0550 FAX: (21) 2260-0435
e-mail: cpdasce@aol.com
Site: www.frasce.com.br

FACULDADE METODISTA IZABELA HENDRIX
Rua da Bahia, 2020
Funcionários
Belo Horizonte – MG
CEP. 30160-012
Tel.: (31) 3330-7200
e-mail: fonoaudiologia@ihendrix.br
Site: www.ihendrix.br

FACULDADE METROPOLITANAS UNIDAS – FMU
Avenida Liberdade, 715
Liberdade
São Paulo – SP
CEP. 01503-001
Tel.: (11) 270-2433 FAX: (11) 279-5135
e-mail: fmu@fmu.br
Site: www.fmu.br

FACULDADE REDENTOR
Rua Luiz Leopoldo Fernandes Pinheiro, 572/1002
Centro
Niterói – RJ
CEP. 24030-122
Tel.: (21) 2620-3865 / 2622-0711 / 2719-6527
FAX: (21) 2620-4327

FACULDADES ASSOCIADAS ESPÍRITO SANTENSE – FAESA
Rodovia Serafim Derenze, 3115
Inhangueta
Vitória – ES
CEP. 29030-001
Tel.: (27) 3331-4500 FAX: (27) 3331-5558
e-mail: fonoaudiologia@faesa.br
Site: www.faesa.br

FACULDADES INTEGRADAS DE RECIFE
Rua Dom Bosco, 1185
Boa Vista
Recife – PE
CEP. 50070-070
Tel.: (81) 423-1066 FAX: (81) 421-2932

FACULDADES INTEGRADAS TERESA D'ÁVILA – FATEA
Avenida Peixoto de Castro, 539
Lorena – SP
CEP. 12606-580
Tel.: (12) 553-2888 FAX: (12) 552-2829
e-mail: secretaria-fatea@fatea.br
Site: www.fatea.br

FUNDAÇÃO DE ENSINO SUPERIOR DE OLINDA – FUNESO
Campus Universitário, s/n
Olinda – PE
CEP. 53060-770
Telefax: (81) 3054-1990
e-mail: funeso@funeso.com.br
Site: www.funeso.com.br

FUNDAÇÃO EDUCACIONAL DE VOTUPORANGA – FEV
Rua Pernambuco, 1594
Votuporanga – SP
CEP. 15500-030
Tel.: (17) 3422-2800/3789 FAX: (17) 3422-4510
e-mail: fev@fev.edu.br
Site: www.fev.edu.br

FUNDAÇÃO LUSÍADAS DE SANTOS – UNILUS
Rua Oswaldo Cruz, 179
Santos – SP
CEP. 11045-101
Tel.: (13) 3221-3252 FAX: (13) 3221-4488
e-mail: unilus@lusiada.br
Site: www.lusiada.br

INSTITUTO BRASILEIRO DE MEDICINA DE REABILITAÇÃO – IBMR
Praia de Botafogo, 158
Botafogo
Rio de Janeiro – RJ

CEP. 22250-040
Tel.: (21) 2552-8090 FAX: (21) 2552-5295
e-mail: ibmr@ibmr.br
Site: www.ibmr.br

INSTITUTO METODISTA DE EDUCAÇÃO E CULTURA – IMEC
Rua Dr. Lauro de Oliveira, 71
Rio Branco
Porto Alegre – RS
CEP. 90420-210
Tel.: (51) 331-7720/219-4128/9953-3309 FAX.: (51) 332-9255
e-mail: fonomid@zaz.com.br

PONTIFÍCIA UNIVERSIDADE CATÓLICA DE CAMPINAS – PUCCAMP
Rua Marechal Deodoro, 1099
Campinas – SP
CEP. 13020-904
Tel.: (19) 3735-5904 / 5903 FAX: (19) 3735-5873
e-mail: facfono@acad.puccamp.br
Site: www.puccamp.br

PONTIFÍCIA UNIVERSIDADE CATÓLICA DE MINAS GERAIS – PUCMINAS
Avenida D. José Gaspar, 500 – Prédio 25
Coração Eucarístico
Belo Horizonte – MG
CEP. 30535-610
Tels.: (31) 3319-4443/4156
e-mail: fonoaud@pucminas.br
Site: www.icbs.pucminas.br

PONTIFÍCIA UNIVERSIDADE CATÓLICA DE SÃO PAULO – PUCSP
Rua Monte Alegre, 984
Perdizes
São Paulo – SP
CEP. 05014-01
Tel.: (11) 3670-8168/8171 FAX: (11) 3670-8552
e-mail: dirfono@pucsp.br
Site: www.pucsp.br

PONTIFÍCIA UNIVERSIDADE CATÓLICA DO PARANÁ – PUCPR
Rua Imaculada Conceição, 1155
Prado Velho
Curitiba – PR

CEP. 80215-030
Tel.: (41) 330-1515 FAX: (41) 332-5588
e-mail: cvieira@rla01.pucpr.br
Site: www.pucpr.br

UNIÃO METROPOLITANA DE ENSINO E CULTURA – UNIME
Avenida Luis Tarquinio Pontes, 600
Centro
Lauro de Freitas – BA
CEP. 42700-000
Tel.: (71) 378-8900 FAX: (71) 378-8951
e-mail: unime@unime.com.br
Site: www.unime.com.br

UNIVERSIDADE BANDEIRANTES – UNIBAN
Rua Maria Cândida, 1813
São Paulo – SP
CEP. 02071-013
Tel.: (11) 6967-9000 / 9111 / 9112 FAX: (11) 6967-9149
e-mail: uniban@ns.uniban.br
Site: www.uniban.br

UNIVERSIDADE CAMILO CASTELO BRANCO – UNICASTELO
Rua Carolina Fonseca, 584
São Paulo – SP
CEP. 08230-030
Tel.: (11) 6170-0044/0032 FAX: (11) 205-8226
e-mail: unicastelo@unicastelo.br
Site: www.unicastelo.br

UNIVERSIDADE CATÓLICA DE GOIÁS – UCG
Avenida Universitária, 1.440
Cidade Universitária
Goiânia – GO
CEP. 74605-010
Tel.: (62) 227-1197
e-mail: lazara@ucg.br
Site: www.ucg.br

UNIVERSIDADE CATÓLICA DE PERNAMBUCO – UNICAP
Rua do Príncipe, 526
Boa Vista
Recife – PE
CEP. 50050-900

Tel.: (81) 3216-4000 FAX: (81) 3423-0541
e-mail: clifono@unicap.br
Site: www.unicap.br

UNIVERSIDADE CATÓLICA DE PETRÓPOLIS – UCP
Rua Barão do Amazonas, 124
Centro
Petrópolis – RJ
CEP. 25685-070
Tel.: (24) 2237-7112 FAX: (24) 2242-7747
e-mail: reitoria@ucp.br
Site: www.ucp.br

UNIVERSIDADE CATÓLICA DOM BOSCO – UCDB
Avenida Tamandaré, 6000
Seminário Jardim
Campo Grande – MS
CEP. 79117-900
Tel.: (67) 724-4730
e-mail: fono@ucdb.br
Site: www.ucdb.br

UNIVERSIDADE DA AMAZÔNIA – UNAMA
Avenida Alcindo Cacela, 287
Umarizal
Belém – PA
CEP. 66060-902
Tel.: (91) 210-3124 FAX: (91) 225-3909
e-mail: faudio@unama.br
Site: www.unama.br

UNIVERSIDADE DE ALFENAS – UNIFENAS
Rodovia MG 179, Km 0
Alfenas – MG
CEP. 37130-000
Tel.: (35) 3299-6143/ 6145
e-mail: jose.ronaldo@unifenas.br
Site: www.unifenas.br

UNIVERSIDADE DE FORTALEZA – UNIFOR
Avenida Washington Soares, 1321
Edson Queiroz
Fortaleza – CE
CEP. 60811-905

Tel.: (85) 477-3159 FAX: (85) 477-3062
e-mail: ccs@unifor.br
Site: www.unifor.br

UNIVERSIDADE DE FRANCA – UNIFRAN
Avenida Dr. Armando S. Oliveira, 201
Franca – SP
CEP. 14404-600
Tel.: (16) 3724-2211 FAX: (16) 3711-8886
e-mail: webmaster@unifran.br
Site: www.unifran.br

UNIVERSIDADE DE MARÍLIA – UNIMAR
Avenida Hygino Muzzi Filho, 1001
Marília – SP
CEP. 17525-902
Tel.: (14) 421-4031 FAX: (14) 433-8691
e-mail: fcs@unimar.br
Site: www.unimar.br

UNIVERSIDADE DE MOGI DAS CRUZES – UMC
Avenida Dr. Cândido Xavier de A. Souza, 200
Mogi das Cruzes – SP
CEP. 08780-210
Tel.: (11) 4798-7295 / 7317 / 7295 FAX: (11) 4799-5233
e-mail: almac@ccb.umc.br
Site: www.umc.br

UNIVERSIDADE DE RIBEIRÃO PRETO – UNAERP
Avenida Costábile Romano, 2201
Ribeirão Preto – SP
CEP. 14096-380
Tel.: (16) 603-7000 FAX: (16) 603-7073
e-mail: cfelicio@unaerp.br
Site: www.unaerp.br

UNIVERSIDADE DE SÃO PAULO – USP
Rua Cipotânea, 51
São Paulo – SP
CEP. 05360-000
Telefax: (11) 3091-7459
e-mail: fofito@edu.usp.br
Site: www.usp.br/fm/fofito

UNIVERSIDADE DE SÃO PAULO – USP (Campus de Bauru)
Alameda Octávio Pinheiro Brisola, 9-75
Bauru – SP
CEP. 17012-901
Tel.: (14) 235-8232/8332 FAX: (14) 234-2280
e-mail: dep-fono@fob.usp.br
Site: www.fob.usp.br

UNIVERSIDADE DE UBERABA – UNIUBE
Avenida Nenê Sabino, 1.801
Bairro Universitário
Uberaba – MG
CEP. 38055-500
Tel.: (34) 3314-8800 R.: 254 FAX: (34) 3314-8910
e-mail: marcelo.hueb@uniube.br
Site: www.uniube.br

UNIVERSIDADE DO ESTADO DA BAHIA – UNEB
Estrada das Barreiras, s/n – Narandiba
Cabula
Salvador – BA
CEP. 41195-001
Tel.: (71) 387-5000
e-mail: webmaster@uneb.br
Site: www.uneb.br

UNIVERSIDADE DO SAGRADO CORAÇÃO – USC
Rua Irmã Arminda, 10-50
Bauru – SP
CEP. 17011-160
Tel.: (14) 235-7000 / 7289 FAX: (14) 234-4763
e-mail: fonoaudiologia@usc.br
Site: www.usc.br

UNIVERSIDADE DO VALE DO ITAJAÍ – UNIVALI
Rua Uruguai, 458
Itajaí – SC
CEP. 88302-202.
Tel.: (47) 341-7500/7659 FAX: (47) 344-1523
e-mail: ifu@univali.rct.sc.br
Site: www.univali.br

UNIVERSIDADE ESTÁCIO DE SÁ
Rua do Bispo, 83

Rio Comprido
Rio de Janeiro – RJ
CEP. 20261-060
Tel.: (21) 2503-7000 FAX: (21) 2293-4539
e-mail: webmaster@estacio.br
Site: www.estacio.br

UNIVERSIDADE ESTADUAL PAULISTA-UNESP (Campus de Marília)
Avenida Hygino Muzzi Filho, 737
Marília – SP
CEP. 17525-900
Tel.: (14) 3402-1300 FAX: (14) 422-4797
e-mail: graduacao@marilia.unesp.br
Site: www.marilia.unesp.br

UNIVERSIDADE FEDERAL DA BAHIA – UFBA
Avenida Reitor Miguel Calmon, s/n
Vale do Canela
Salvador – BA
CEP. 40110-100
Tel.: (71) 245-8602 FAX: (71) 245-8917
e-mail: ics@ufba.br
Site: www.ufba.br

UNIVERSIDADE FEDERAL DE MINAS GERAIS – UFMG
Avenida Alfredo Balena, 190
Santa Efigênia
Belo Horizonte – MG
CEP. 30130-100
Tels.: (31) 3248-9766 FAX: (31) 3248-9768
e-mail: colfono@medicina.ufmg.br
Site: www.ufmg.br

UNIVERSIDADE FEDERAL DE PERNAMBUCO – UFPE
Avenida Prof. Moraes Rego, 1235
Recife – PE
CEP. 50670-901
Tel.: (81) 3271-8000 FAX: (81) 3271-8029
e-mail: ccsaude@npd.ufpe.br
Site: www.ufpe.br

UNIVERSIDADE FEDERAL DE SANTA MARIA – UFSM
Faixa de Camobi, Km 09
Santa Maria – RS

CEP. 97105-900
Tel.: (55) 220-8348 FAX: (55) 220-8659
e-mail: keske_soares@sm.conex.com.br
Site: www.ufsm.br

UNIVERSIDADE FEDERAL DE SÃO PAULO – UNIFESP
Rua Botucatu, 740
São Paulo – SP
CEP. 04023-900
Telefax: (11) 5549-7500
e-mail: webmaster@epm.br
Site: www.epm.br

UNIVERSIDADE FEDERAL DO RIO DE JANEIRO – UFRJ
Avenida Venceslau Brás, 95
Botafogo
Rio de Janeiro – RJ
CEP. 22290-140
Tel.: (21) 2295-6282 FAX: (21) 2295-8795
Site: www.nutricao.ufrj.br

UNIVERSIDADE GUARULHOS – UNG
Praça Tereza Cristina, 01
Guarulhos – SP
CEP. 07023-070
Tel.: (11) 6464-1696/1700 FAX: (11) 6464-1697
e-mail: euliana@ung.br
Site: www.ung.br

UNIVERSIDADE IGUAÇU – UNIG
Avenida Abílio Augusto Távora, 2134
Centro
Nova Iguaçu – RJ
CEP. 26260-000
Tel.: (21) 2666-2001 R.: 2096 FAX: (21) 2666-2030
e-mail: unig@unig.br
Site: www.unig.br

UNIVERSIDADE LUTERANA DO BRASIL – ULBRA
Rua Miguel Tostes, 101
Canoas – RS
CEP. 94420-280
Tel.: (51) 477-4000/9286 FAX: (51) 477-1313

e-mail: secfonoaudiologia@ulbra.br
Site: www.ulbra.br

UNIVERSIDADE METODISTA DE PIRACICABA – UNIMEP
Rodovia do Açúcar, Km 156
Piracicaba – SP
CEP. 13400-901
Tel.: (19) 3124-1515 FAX: (19) 3124-1545
e-mail: facis@unimep.br
Site: www.unimep.br

UNIVERSIDADE NORTE DO PARANÁ – UNOPAR
Avenida Paris, 675
Jardim Piza
Londrina – PR
CEP. 86041-100
Tel.: (43) 3371-7700
e-mail: fono@unopar.br
Site: www.unopar.br

UNIVERSIDADE PAULISTA – UNIP (Campus de Goiânia)
Avenida T1, 363 – Setor Bueno
Goiânia – GO
CEP. 74210-020
Telefax: (62) 274-2868
e-mail: coordenacao.gym@unip.br
Site: www.unip.br

UNIVERSIDADE POTIGUAR – UNP
Avenida Salgado Filho, 1610
Lagoa Nova
Natal – RN
CEP. 59056-000
Tel.: (84) 215-1205 FAX: (84) 215-1103
e-mail: fonoaudiologia@unp.br
Site: www.unp.br

UNIVERSIDADE PRESIDENTE ANTONIO CARLOS – UNIPAC
Rodovia MG 386 – Km 12
Colônia Rodrigo Silva
Barbacena – MG
Tel.: (32) 3693-8200
e-mail: falecom@unipac.br
Site: www.unipac.br

UNIVERSIDADE SÃO FRANCISCO – USF
Rua Alexandre Rodrigues Barbosa, 45
Itatiba – SP
CEP. 13231-900
Tel.: (11) 4534-1104/8072/8034 FAX: (11) 4534-8035
e-mail: fonoaudiologia.itatiba@saofrancisco.edu.br
Site: www.saofrancisco.edu.br

UNIVERSIDADE TUIUTI DO PARANÁ – UTP
Rua Marcelino Champagnat, 505
Mercês
Curitiba – PR
CEP. 80710-250
Tel.: (41) 331-7824/7800
e-mail: giselle.massi@utp.br
Site: www.utp.br

UNIVERSIDADE VALE DO RIO VERDE DE TRÊS CORAÇÕES – UNINCOR
Avenida Castelo Branco, 82
Chácara das Rosas
Três Corações - MG
CEP. 37410-000
Tel.: (35) 3239-1000 FAX: (35) 3239-1238
e-mail: fonoaudiologia@unincor.br
Site: www.unincor.br

UNIVERSIDADE VEIGA DE ALMEIDA – UVA
Rua Ibituruna, 108
Tijuca
Rio de Janeiro – RJ
CEP. 20271-020
Tel.: (21) 2574-8800 FAX: (21) 2568-2165
e-mail: uvaonline@uva.br
Site: www.uva.br

Este livro foi composto na tipologia Filosofia
Regular, em corpo 11/15, e impresso em
papel Offset 90g/m² no Sistema Cameron da
Divisão Gráfica da Distribuidora Record.